上海市 ⬛

上海市学习型社 ⬛

U0682116

老年人内分泌疾病100问

（第二版）

科学出版社

北京

上海市老年教育普及教材编写委员会

本书编写组

编　　著：吴艺捷

丛书策划

朱岳桢　杜道灿

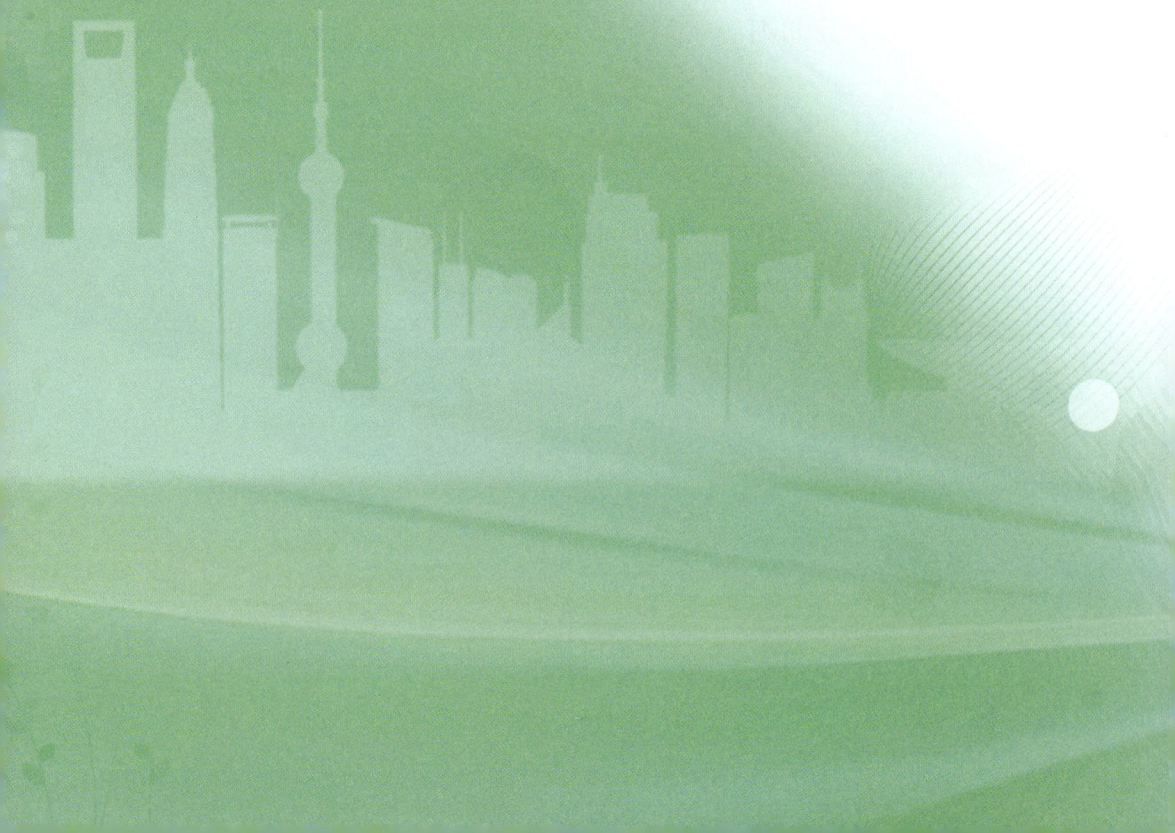

前　言

　　根据上海市老年教育"十二五规划"提出的实施"个、十、百、千、万"发展计划中"编写100本老年教育教材,丰富老年学习资源,建设一批适合老年学习者需求的教材和课程"的要求,在上海市学习型社会建设与终身教育促进委员会办公室、上海市老年教育工作小组办公室和上海市教委终身教育处的指导下,由上海市老年教育教材研发中心会同有关老年教育单位和专家共同研发的"上海市老年教育普及教材",共100本正式出版了。

　　此次出版"上海市老年教育普及教材"的宗旨是编写一批能体现上海水平的、具有一定规范性、示范性的老年教材;建设一批可供老年学校选用的教学资源;完成一批满足老年人不同层次需求的、适合老年人学习的、为老年人服务的快乐学习读本。

　　"上海市老年教育普及教材"的定位主要是面向街(镇)及以下老年学校,适当兼顾市、区老年大学的教学需求,力求普及与提高相结合,以普及为主;通用性与专门化相兼顾,以通用性为主。编写市级普及教材主要用于改善街镇、居村委老年学校缺少适宜教材的实际状况。

　　"上海市老年教育普及教材"在内容和体例上尽力根据老年人学习的特点进行编排,在知识内容融炼的前提下,强调基础、实用、前沿；语言简明扼要、通俗易懂，使老年学员看得懂、学得会、用得上。教材分为三个大类：做身心健康的老年人；做幸福和谐的老年人；做时尚能干的老年人。每个大类包涵若干教材系列，如"老年人万一系列"、"中医与养生系列"、"孙辈亲子系列"、"老年人心灵手巧系列"、"老年人玩转信息技术系列"等。

　　"上海市老年教育普及教材"在表现形式上，充分利用现代信息技术和多媒体教学手段，倡导多元化教与学的方式，创新"纸质书、电子书、计算机网上课堂和无线终端移动课堂"四位一体的老年教育资源。在已经开通的"上海老年教育"App上，老年人可以免费下载所有教材的电子版，免费浏览所有多媒体课件；上海老年教育官方微信公众号"指尖上的老年学习"也已正式运营，并将在2015年年底推出"老年微学课堂"，届时我们的老年朋友可以在微信上"看书"、"听书"、"学课件"。

　　"上海市老年教育普及教材"编写工作还处于起步阶段，希望各级老年学校、老年学员和广大读者提出宝贵意见。

上海市老年教育普及教材编写委员会

2015年6月

编者的话

　　据上海市民政局、上海市老龄办、上海市统计局联合发布的上海市老年人口统计情况显示，截至2012年12月31日，本市户籍60岁及以上的老年人口占全市户籍总人口的25.7%，达367.32万人。其中，70岁以上人口占46%。人的寿命延长了，是个可喜现象，但许多老年人带病生活的状态告诉我们，老年人需要延长寿命，但更需要的是提高生命质量。因此，对老年人及其家庭来说，就要充分重视对疾病的防控，增强自身的健康意识，掌握保健知识，做到防病于未然，治病于早期，不死于无知，从而使人口老龄化提升到健康老龄化。

　　近年来，上海的健康教育工作内容丰富，亮点突出，富有成果。2012年，上海市民健康素养的总体具备率已经达到了14.38%，列全国前茅。2013年上海市卫生局局长徐建光提出"2013年卫生部门还要促进与多部门合作和交流，完善健康教育的工作网络，拓展健康教育工作领域，增加健康教育的覆盖面"。策划并出版本套以老年人为读者对象的"老年人常见病100问"丛书，正是上海市教委参与市民健康教育，促进健康老龄化的公益性举措，是上海健康教育工作的一个组成部分。

在本套丛书的策划和编写过程中，民盟上海市委给予了大力的支持和帮助，民盟市委社会服务部和民盟上海申康医院发展中心委员会邀请和组织了上海部分市属医院的专家在百忙之中承担了书稿的撰写工作，这里谨致以崇高的敬意和衷心的感谢。

健康教育工作是一项长期的系统工程，需要理论的探索和实践的总结，我们希望本套丛书的出版，能对老年人增加健康知识，提高疾病防控能力，提升生命质量起到积极的促进作用。

医生简介

吴艺捷，上海交通大学附属第一人民医院内分泌代谢科执行主任，教授，主任医师，硕士生导师，中华医学会上海市内分泌学会委员，甲状腺学组组长，糖尿病康复学会常委，上海市中西医结合学会内分泌代谢专业委员会副主任委员，《中华内分泌代谢杂志》编委，上海市医疗事故鉴定专家，上海市医患纠纷人民调解专家咨询委员会委员。分别于1988年、1995~1996年由国家公派在澳大利亚悉尼大学附属Westmead医院和英国伦敦大学（UMDS）附属Guy医院留学。长期从事临床医疗、教学、科研工作，获得省市级科研成果奖4项，主编及参编专著7部，以第一作者在 Thyroid 和中华系列医学杂志等国内外重要期刊上发表中、英文论文90余篇，参与中华医学会内分泌学会几部关于我国甲状腺疾病诊治指南的制定。擅长甲状腺疾病、糖尿病及其并发症的诊治。

专家门诊：周一、周四下午，上海交通大学附属第一人民医院（北院）；周二全天，上海交通大学附属第一人民医院（南院）。

目　录

1 认识内分泌疾病 1

1.1 内分泌疾病概述 2

1.2 老年人常见的内分泌疾病 5

2 老年人内分泌疾病知识100问 29

2.1 老年人患2型糖尿病,大多症状不明显,如何才能
早期发现和诊断? 30

2.2 为什么有些2型糖尿病患者尿糖监测是阴性? 30

2.3 糖尿病会遗传吗? 31

2.4 糖尿病的发病与平时喜爱吃甜食有关吗? 32

2.5 糖尿病为什么会引起眼部病变和肾脏病变? 32

2.6 糖尿病患者为什么会引起冠状动脉病变? 33

2.7 糖尿病患者为什么容易受到感染? 34

2.8 糖尿病患者有哪些皮肤症状? 34

2.9 为什么2型糖尿病以老年人多见? 35

2.10 糖尿病患者为什么要检测糖化血红蛋白? 36

2.11 糖化血清白蛋白的检查指标对临床有什么意义? 36

2.12 糖尿病患者为了减少碳水化合物的摄入，多吃菜少吃主食对吗？   37

2.13 什么是食物的血糖生成指数？糖尿病患者是否要选用血糖生成指数低的食物？   38

2.14 糖尿病患者怎样才能既控制了热量又保持了营养？   38

2.15 糖尿病患者应该如何安排节假日的饮食、生活起居？   39

2.16 运动能降低血糖，是否运动量越大越好？   40

2.17 为什么剧烈运动后会出现餐后血糖降低，空腹血糖反而升高？   41

2.18 如果运动使血糖控制在正常范围，是否可以停止服药？   41

2.19 糖尿病要终身服药吗？   42

2.20 为什么一些老年糖尿病患者口服降糖药后会出现低血糖？   42

2.21 为什么对老年糖尿病患者提倡个性化治疗？   43

2.22 补充微量元素铬有利于血糖控制吗？   43

2.23 老年人服降糖药为什么要从低剂量开始？   44

2.24 长期服用一种降糖药会失效吗？要不要一段时间后换一种药？   44

2.25 注射胰岛素后是否会有依赖性，再换用其他药物就会无效？   45

2.26 长期服用降糖药是否要监测肝、肾功能？   46

2.27 口服降糖药有哪些副作用? 哪些类型药物较适
合老年糖尿病患者使用? 46

2.28 如何正确注射胰岛素? 47

2.29 如何正确地保存胰岛素? 47

2.30 老年糖尿病患者为什么要注意控制血压、血脂? 48

2.31 "我有甲状腺" 这句话对吗? 48

2.32 什么是自身免疫性疾病? 49

2.33 甲亢是自身免疫性疾病吗? 50

2.34 甲亢会遗传吗? 50

2.35 甲亢对人体有哪些危害? 51

2.36 粗脖子的人都是甲亢吗? 51

2.37 甲亢时眼睛会发生哪些变化? 52

2.38 诊断甲亢的依据是什么? 52

2.39 治疗甲亢有些什么方案? 特点如何? 53

2.40 甲亢患者如何选择治疗方案? 54

2.41 应该选用哪种抗甲状腺药治疗甲亢? 54

2.42 服抗甲状腺药物会伤害身体吗? 55

2.43 治疗甲亢时为什么要加用甲状腺素? 56

2.44 甲亢时服用普萘洛尔有什么治疗益处? 56

2.45 甲亢复发后应选择哪种治疗方法? 57

2.46 甲亢患者应该定期到医院就诊吗? 58

2.47 甲亢患者在用抗甲状腺药物治疗期间为什么要
经常查白细胞? 58

2.48　甲亢患者如何进行生活调理？　　　　　　　　　59

2.49　甲亢不治疗会自然好转吗？　　　　　　　　　　60

2.50　甲亢能完全治好吗？　　　　　　　　　　　　　61

2.51　甲亢突眼能恢复吗？　　　　　　　　　　　　　61

2.52　怕冷、皮肤干燥、便秘、反应迟钝可能是甲减　　62

2.53　老年甲减患者应警惕合并冠心病　　　　　　　　63

2.54　甲减可以引起心肺功能不全吗？　　　　　　　　63

2.55　甲减在老年人中常见吗？　　　　　　　　　　　64

2.56　怎样早期发现甲减？　　　　　　　　　　　　　64

2.57　甲减需要住院治疗吗？　　　　　　　　　　　　65

2.58　治疗甲减的药物有哪些？　　　　　　　　　　　65

2.59　甲减替代治疗时需要注意什么事项？　　　　　　66

2.60　亚临床甲减是否需要治疗？　　　　　　　　　　67

2.61　老年人甲减应该怎样服用替代治疗的甲状腺素？　67

2.62　甲状腺炎有哪些类型？　　　　　　　　　　　　68

2.63　甲状腺弥漫性病变是怎么回事？　　　　　　　　69

2.64　如何防止亚甲炎复发？　　　　　　　　　　　　69

2.65　慢性淋巴细胞性甲状腺炎能手术治疗吗？　　　　70

2.66　桥本甲减治疗后甲状腺激素正常可以不吃药吗？　70

2.67　桥本甲状腺炎患者应该怎么调养？　　　　　　　71

2.68　老年人在体检中常会被B超检查出有甲状腺结

　　　节,该如何进行治疗？　　　　　　　　　　　　72

2.69 据说甲状腺结节多发比单一的恶变可能性小，
是这样的吗？ 72

2.70 现在查出有甲状腺结节的人越来越多，有哪些
因素会引起结节？ 73

2.71 甲状腺结节在性别、年龄上有没有差异？ 74

2.72 什么是甲状腺腺瘤、囊肿？ 75

2.73 什么是"热结节"、"温结节"、"凉结节"和"冷
结节"？ 75

2.74 甲状腺结节为什么要做细针穿刺细胞学检查？ 76

2.75 穿刺会导致甲状腺癌转移吗？ 77

2.76 "有甲状腺结节的人不能吃加碘盐"，对吗？ 77

2.77 甲状腺结节患者饮食有禁忌吗？ 78

2.78 甲状腺结节可以用药物治疗吗？ 78

2.79 什么样的甲状腺结节应手术治疗？ 79

2.80 甲状腺切除后长期服用甲状腺激素替代治疗者
要注意补钙 79

2.81 甲状腺结节患者血清甲状腺球蛋白高是癌变吗？ 80

2.82 血尿酸为什么会升高？ 80

2.83 痛风有什么危害？ 81

2.84 谁容易患痛风？ 82

2.85 痛风如何分类？ 82

2.86 痛风患者为什么常常会有肾结石？ 83

2.87 痛风发作时的主要表现是什么？ 84

2.88 哪些因素可以诱发痛风急性发作？ 84

2.89 痛风会伴随有哪些疾病？ 85

2.90 如何划分痛风的临床病程？ 86

2.91 诊断痛风需要做什么检查？ 86

2.92 痛风能根治吗？ 88

2.93 痛风治疗的目标是什么？ 88

2.94 痛风患者在日常生活中应该注意些什么？ 89

2.95 痛风急性发作时怎么办？ 90

2.96 痛风缓解阶段还要治疗吗？ 91

2.97 别嘌醇治疗痛风的机制是什么？ 92

2.98 哪些药物可促进尿酸排泄？ 92

2.99 有哪些药物可能会抑制肾脏排泄尿酸？ 93

2.100 中老年人如何预防痛风？ 94

3 求诊指南 97

3.1 要相信医生 98

3.2 做好求诊前的准备 98

3.3 选择合适的就诊科室 99

3.4 检查时需要注意的一些问题 99

3.5 专家门诊预约方式 103

1

认识内分泌疾病

1.1　内分泌疾病概述

内分泌系统由一些内分泌腺或分布于其他器官内的内分泌细胞组成。人体主要的内分泌腺有：下丘脑、垂体、甲状腺、甲状旁腺、肾上腺、胰岛、胸腺和性腺等（图1-1）。

内分泌腺是人体内一些无输出导管的腺体，所分泌的物质称为激素。不同的腺体，分别分泌不同的激素。例如甲状腺分泌甲状腺激素，甲状旁腺分泌甲状旁腺激素，这些激素可以通过血液循环，运送到身体一些特定的细胞，发挥各种生理作用。

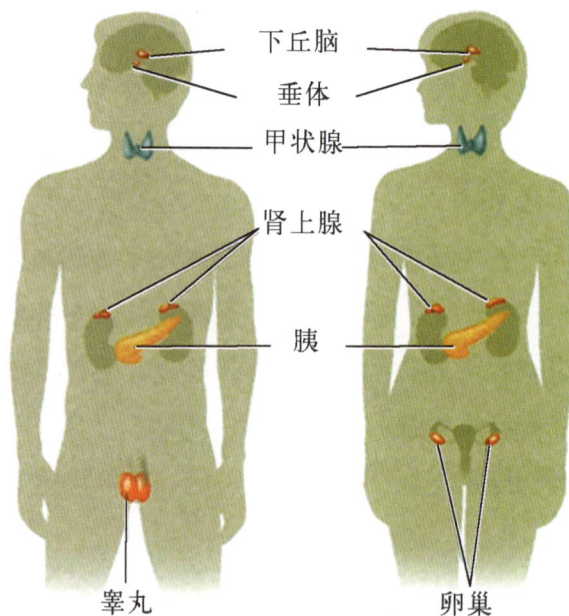

图1-1　人体的内分泌腺

除上述内分泌腺外，机体许多其他器官还存在大量散在的内分泌细胞，这些细胞分泌的多种激素样物质在调节机体生理活动中起十分重要的作用。例如脑分泌的内啡肽,肝脏分泌的血管紧张素,肾脏分泌的肾素等。另外,同一种激素可以在不同组织或器官合成,如生长抑素可以来自下丘脑、胰岛、胃、肠等,多肽性生长因子可以来自神经系统、内皮细胞等。

内分泌细胞所分泌的激素,按其化学性质分为含氮激素(包括氨基酸衍生物、胺类、肽类和蛋白质类激素)和类固醇激素两大类。每种激素作用于一定器官或器官内的某类细胞,这些器官或细胞称为激素的靶器官或靶细胞。靶细胞上有与相应激素相结合的特殊部位,称为受体,激素只有与相应受体结合后才能产生效应。含氮激素受体通常位于靶细胞的细胞膜上,而类固醇激素受体一般位于靶细胞的细胞内。

同时神经系统与内分泌系统在生理学方面有着密切关系,例如下丘脑中部即为神经内分泌组织,可以分泌抗利尿激素,催产素等,沿轴突贮存于垂体后叶。在保持血糖稳定的机制中,既有内分泌激素如胰岛素、胰高血糖素等的作用,也有神经系统如交感神经和副交感神经的参与。所以只有在神经系统和内分泌系统均正常时,才能使机体内环境维持最佳状态。

可以说内分泌系统是机体最重要、最复杂的调节系统之一,它与神经系统相辅相成,共同调节机体的生长发育和各种代谢,维持体内环境的稳定,并可影响行为、控制生殖等。

1.1.2 形形色色的内分泌疾病

内分泌腺分泌的各种激素和神经系统一起调节人体的代谢和生理功能。正常情况下,内分泌系统内有一套互相制约的、复杂的、网络化的、完整的正负反馈调节系统,以确保在外界条件发生不同变化时，各种激素保持平衡，体内环境仍能保持稳定。如因某种原因使这种平衡被打破，内分泌细胞的功能失常，导致某种激素分泌过多或过少，则可引起相应的病理生理变化，造成内分泌失调，就会引起相应的临床表现和疾病。

人体有多种内分泌腺，不同内分泌腺发生疾病时对人体的危害也各异。临床上常见的内分泌代谢疾病按器官、部位及病因不同，可分类如下：

（1）下丘脑疾病：如由肿瘤、炎症、创伤、手术、放射等引起的下丘脑综合征。

（2）垂体疾病：

腺垂体（垂体前叶）：① 功能亢进：如巨人症、肢端肥大症等；② 功能减退：垂体性侏儒等；③ 垂体肿瘤：如泌乳素瘤等。

神经垂体（垂体后叶）：如尿崩症。

（3）甲状腺疾病：甲状腺功能亢进症（甲亢），甲状腺功能减退症（甲减），甲状腺炎，甲状腺肿、结节及肿瘤等。

（4）甲状旁腺疾病：甲状旁腺功能亢进症（甲旁亢），甲状旁腺功能减退症（甲旁减）等。

（5）肾上腺疾病：① 皮质疾病：如慢性肾上腺皮质功能减退症（阿狄森病），皮质醇增多症（库欣综合征），原发性醛固醇增多症，肾上腺性征综合征（先天性肾上腺皮质增生症）等；② 髓质疾病：如嗜铬细胞瘤。

（6）性腺疾病：如卵巢早衰，多囊卵巢，男性性腺功能减退症等。

（7）代谢性疾病：如糖尿病，痛风，糖原累积病等。

1.2 老年人常见的内分泌疾病

随着人类预期寿命延长,包括我国在内的许多国家都步入老龄化社会。老年人中内分泌代谢性疾病的发病率逐渐上升,其临床特点独特,有时症状不典型,需要引起人们的关注。

1.2.1 老年糖尿病

老年糖尿病既可以是60岁以后发病,也可以是在60岁以前发病并延续到60岁以后。有研究发现,近年来老年糖尿病患者逐年增多,老年人中已诊断为糖尿病者高达7%~18%,而在糖尿病人群中40%以上是老年人。糖尿病已经成为老年人的常见病和多发病。

1. 老年糖尿病的特点

与年轻的糖尿病患者相比,老年糖尿病患者在临床上存在以下一些特点:

(1)起病缓慢,隐匿,症状不典型,常常没有明显的多食、多饮、多尿等典型临床症状。有的患者看起来比较健壮,精力充沛,往往在健康体检或其他疾病监测血糖或尿糖时发现。

(2)发病率高,随年龄增加发病率逐渐增高,50岁以后可数倍于年轻人。

(3)体型肥胖者多,疾病分型上多为2型糖尿病。

(4)慢性并发症较常见,比如大血管病变、神经系统病变等,有的人甚至以这些并发症为首次就诊的原因。

(5)糖尿病急性并发症中,出现糖尿病酮症酸中毒患者较少,容易发生糖尿病高渗性昏迷。

（6）大多数患者通过控制饮食，适当体育锻炼及口服降糖药物治疗，血糖能够得到控制，依赖胰岛素者较少。

（7）老年糖尿病患者对低血糖的反应性调节能力下降，反复发生严重低血糖可能会导致认知功能减退等。

2. 老年糖尿病的病因及诱发因素

（1）遗传：糖尿病与遗传密切相关，有遗传易感性的人，在外界环境变化的作用下，可以诱发糖尿病。临床上常常见到在一个家庭中兄弟姐妹多人先后患糖尿病。

（2）代谢变化：人体逐渐衰老时，基础代谢率会逐渐下降，人体组织中肌肉代谢也随之下降，机体的糖代谢能力和葡萄糖在周围组织中的利用率都明显降低。

（3）肥胖：肥胖对人体的健康危害很大，可导致胰岛素不敏感或胰岛素抵抗。肥胖者活动不便，体力活动量往往会减少，这不但会造成体重进一步增加，而且活动减少会使糖代谢减慢，血糖升高。

（4）饮食：人体逐渐衰老时，能量需要量也相对减少，总能量的摄入，特别是碳水化合物的摄入量也逐渐减少，对胰岛素的刺激也会减少，出现葡萄糖耐量减退现象。

（5）体力活动：人体衰老后，体力活动也相应减少，由于体力活动可以提高组织对胰岛素的敏感性，有助于葡萄糖的代谢和周围组织的利用，所以缺乏体力活动也是老年糖尿病的发病因素之一。

3. 糖尿病的症状表现

糖尿病典型的表现是"三多一少"，即多饮、多食、多尿和体重减轻。多尿是指患者的尿量和排尿次数明显增多，昼夜间尿量在3 000~4 000毫升，排尿次数可以多达20多次，尤其是夜间睡觉后排尿增多。由于多尿，水分大量丢失，患者会感到口干、烦渴，引起饮水量增加，即多饮。由于糖尿病患者体内血糖不能被充分利用，导致热量来源不足，身体处于饥饿状态，患者会有多食表现，餐次及饭量都会增加。糖尿病患者尽管多饮、多食，但是由于身体不能充分利用葡萄糖，导致体内脂肪和蛋白质分解加速，加之失水引起消瘦。但老年糖尿病患者，病情稳定时，体重一般没有明显变化，如果明显消瘦，往往反映病情加重，要及时到医院就诊治疗。此外，失水后皮肤干燥容易导致患者瘙痒。同时，糖尿病患者免疫力低下容易发生感染，女性糖尿病患者经常会因阴道真菌感染引起阴部瘙痒。高血糖能够引起眼睛屈光度改变，导致视物模糊症状。老年患者因为骨蛋白合成减少，从而加重骨质疏松，可以有腰酸背痛的症状出现。

（1）急性并发症：糖尿病如果没有及时正确治疗可出现一些急性并发症。

1）糖尿病酮症酸中毒：多见于1型糖尿病，2型糖尿病在血糖控制较差或者遇到车祸、外伤、手术等事件时也可以发生，这种急性并发症危害性大，如果不及时治疗，可导致死亡。

2）糖尿病非酮症高渗综合征：多见于老年2型糖尿病患者，在一些诱因下发生严重高血糖、水、电解质紊乱而引起。例如急性感染、饮食不当、停用降糖药物等都可以诱发，患者严重时能发生昏迷、休克，威胁生命。

3）低血糖症：老年患者如果治疗不当容易发生低血糖。由于老年人对低血糖反应较差，心慌、出汗、饥饿、手抖、头晕等症状可能不明显，但是容易导致低血糖昏迷。

（2）慢性并发症：长期慢性高血糖可以引起各种慢性并发症。

1）心脑血管疾病：老年糖尿病患者容易并发冠心病、高血压等疾病，常见有胸闷、胸痛、气急等症状，活动后容易诱发。应及时做好防治工作，如果出现以上症状，要及时去心内科就诊，检查心脏功能情况，避免出现意外。老年糖尿病患者容易发生脑血管意外，要积极主动预防，如果平时出现头痛、意识障碍、肢体活动异常表现时，要予以重视，及时去医院检查，及时用药治疗。

2）糖尿病肾病：糖尿病患者如果血糖控制不理想，出现脸部、下肢水肿，厌食，恶心，乏力，尿液里有泡沫等表现，要考虑合并有糖尿病肾病的发生。保护好肾脏很重要，要及早发现，及早治疗。

3）糖尿病视网膜病变：是老年人致盲的主要原因之一，老年患者早期可以没有任何不适感觉，但是随着病情加重，可以出现视

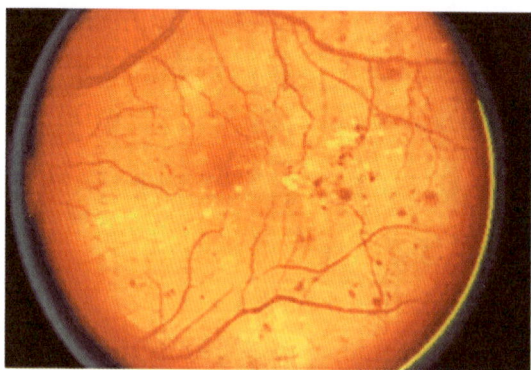

图1-2　糖尿病视网膜病变

物变形、视力减退直至视野缺损。许多老年糖尿病患者会误以为是年纪大造成的，不加以重视。老年糖尿病患者应该定期检查视力、眼压及眼底情况，发现问题及时治疗（图1-2）。

4）糖尿病神经病变：表现为双手、双足呈手套或袜子样局部麻木、刺痛感，患者痛觉、温度觉明显降低。老年患者由于神经病变，常会误认为水温度低于实际温度，这种情况下很容易发生烫伤。

5）糖尿病足：糖尿病患者的下肢血管和神经病变，再加上容易感染，常常会发生足部溃疡，且不易愈合，严重者会发生坏疽需进行截肢手术，影响生活质量（图1-3）。

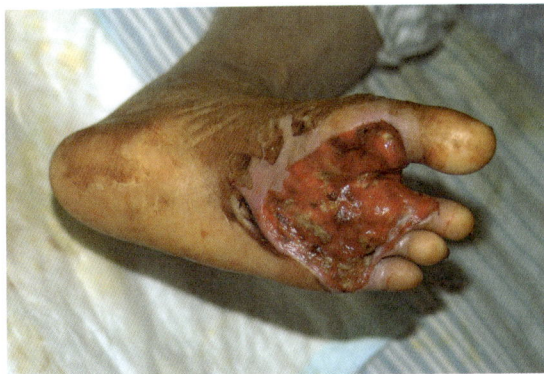

图 1-3　糖尿病足

4. 糖尿病的诊断

（1）糖尿病的分型

糖尿病可分为四种类型。1型糖尿病，主要见于儿童及青少年。2型糖尿病，多为老年患者。妊娠期糖尿病，是指妊娠期首次发现或者妊娠后才发生的糖尿病。其他类型糖尿病，如由于胰腺肿瘤、甲亢、使用激素类药物所致糖尿病。

（2）糖尿病的诊断标准

诊断糖尿病依靠化验血糖，当达到以下任何一条标准时都可以诊断为糖尿病。① 空腹血浆葡萄糖水平 ≥ 7.0 mmol/L；② 有糖尿病症状并且任意时间血浆葡萄糖水平 ≥ 11.1 mmol/L；③ 糖耐量试验中2小时血浆葡萄糖水平 ≥ 11.1 mmol/L。但是由于血糖的水平与饮食、情绪、环境等有关，建议患者在检查前要注意保证良好的睡眠、饮食，必要时重复检测血糖，以取得正确的化验结果。

5. 糖尿病的治疗

包括饮食治疗，体育运动疗法及使用药物等。

（1）饮食治疗：饮食治疗是最基础的治疗，糖尿病患者要注意以下几点：① 由于老年糖尿病患者基础代谢率低，活动量及热量消耗相对减少，尤其对于肥胖者更应限制总热量摄入；② 老年患者消化吸收能力差，选择食物应清淡易消化、富含优质蛋白，如牛奶、鸡蛋、鱼类等；③ 如果出现并发症，如糖尿病肾病、心血管疾病，需同时兼顾并发症的饮食要求；④ 一些老年患者有营养不良、消瘦的表现，此时应适当增加热量摄入，纠正营养不良，使体重恢复正常。

（2）体育运动疗法：运动可使肌肉摄取葡萄糖加速，血糖水平下降，又可以增加组织对胰岛素的敏感性，减轻体重，减少降糖药物的使用，更好地控制血糖。老年糖尿病患者运动要适时、适量、个体化，鼓励将运动融入到日常生活中，如高龄患者可以选择在餐前、餐后散步，但是要注意老年患者锻炼时最好有家人陪伴，以保证安全。

（3）药物治疗：治疗糖尿病的药物包括口服降糖药与胰岛素两大类。老年糖尿病患者个体差异较大，应在医生的指导下合理用药。

1）口服降糖药物：药物类型有磺脲类、格列奈类、双胍类、葡萄糖苷酶抑制剂及噻唑烷二酮等。

◇ 磺脲类：作用是刺激胰岛细胞分泌胰岛素，适用于饮食和运动治疗后血糖控制不良的患者。该类药物通常应在餐前半小时服用，低血糖是主要的不良反应，此外还有恶心、呕吐、肝功能损伤等不良反应。

◇ 格列奈类：促进胰岛素分泌，起效快，为速效餐时血糖调节剂。

◇ 双胍类：增加肌肉等外周组织对葡萄糖的摄取和利用，还能调节血脂、减轻体重。该类药物对正常血糖无影响，单独应用不引起低血糖。适用于肥胖的2型糖尿病患者，但是肝肾功能不全、合并有糖尿病急性并发症及体型消瘦者不适用。常见的不良反应有恶心、呕吐、腹泻等胃肠道反应,少数患者可能会诱发乳酸性酸中毒。

◇ α-糖苷酶抑制剂:可延缓葡萄糖和果糖等在小肠内的吸收,降低餐后血糖,可用于2型糖尿病患者,单独应用可降低餐后血糖。对于肠道疾病、肾功能或肝功能损伤的患者不能使用。常见的不良反应有腹胀、腹痛、腹泻、排气增加。

◇ 噻唑烷二酮类:为胰岛素增敏剂,可以增加胰岛素在外周组织的敏感性,减轻胰岛素抵抗,主要用于2型糖尿病的治疗。常见的不良反应有头晕、乏力、恶心、腹泻等。

2)胰岛素:根据作用时间可以分为长、中、短效及预混胰岛素,要根据病情选用。通常1型糖尿病患者需长期使用胰岛素治疗,对于有急性并发症、慢性并发症、感染、手术、创伤、肝肾功能损伤、急性心脑血管事件、口服降糖药物效果不好等情况的2型糖尿病患者也需要胰岛素治疗。对于老年人来讲,应用胰岛素常见的不良反应是低血糖,往往与胰岛素剂量过大、饮食不当,比如胰岛素使用后不能及时进餐或者进食量较少有关。

6. 控制目标

由于老年患者对低血糖的敏感性较差,因此对于老年人,尤其是高龄者血糖控制标准可适当放宽,通常空腹血糖小于8 mmol/L,餐后2小时小于10 mmol/L即可。

7. 如何预防糖尿病

要采取合理的生活方式,控制进食量,增加体育运动。糖尿病虽存在一定的遗传因素,但关键是生活因素和环境因素。热量摄入适当,低盐、低糖、低脂、高纤维、维生素充足,是最佳的饮食配伍。

定期测量血糖,以尽早发现无症状的糖尿病,即使一次正常者,仍要定期测定。凡有糖尿病蛛丝马迹可寻者,如有多饮、多尿、消瘦、易感染、皮肤感觉异常、视力模糊、手足麻木等,要及早检查,以期尽早诊断,争得早期治疗的可贵时间。

糖尿病患者长期血糖控制不好很容易并发其他慢性病,因此,要对糖尿病慢性并发症加强监测,做到早期发现,早期预防,而到了晚期,疗效往往不佳。早期诊断和早期治疗,常可预防并发症的发生,使患者能长期过上接近正常人的生活。

1.2.2 甲状腺功能亢进症

1. 什么是甲亢

甲状腺功能亢进症简称"甲亢",是由于甲状腺本身合成、分泌激素的功能增强,或者甲状腺以外的一些原因,结果引起血液中甲状腺激素过多,作用于全身的组织、器官,造成机体神经、循环、消化等多个系统的兴奋性增高,代谢亢进等表现的一组疾病。甲亢是内分泌系统的多发病、常见病。老年甲亢通常指年龄在60岁以上的甲亢患者,其中一些人可以是在60岁以前发病,尚未治愈,迁延到老年以后的患者。

2. 老年甲亢的特点

60岁以上老年甲亢患者占甲亢患者的10%~17%。由于老年甲亢的症状常常不典型,复杂多变,容易误诊。患者心血管系统表现较突出,心律失常,房颤、心功能不全、心脏增大较多见。与年轻人甲亢不同,食欲等较常见,消瘦、体重下降明显。老年人亢奋表现少,反而出现性格改变、抑郁等症状。当老人出现固执、叛逆、胆小、暴躁、喜怒无常等症状时,要引起注意。突眼、甲状腺肿等体征也不突出,应及时检查血液甲状腺激素水平,以免误诊。

3. 甲亢的临床类型

甲亢是一组疾病,从病因、临床表现上分类,主要有以下类型:

(1)格雷夫斯病:是一种自身免疫性疾病。在各种类型的甲亢中最多见,占全部甲亢患者的85% ~90%,故通常所说的甲亢多指此而言。

(2)多结节性甲状腺肿伴甲亢:又称毒性多结节性甲状腺肿。是一种在多结节性甲状腺基础上发生的甲亢。

(3)自主性高功能甲状腺结节:本病原因未明,结节可呈单个或多个,起病缓,无突眼,甲状腺扫描可以表现为"热"结节,结节外甲状腺组织摄取碘的功能减弱甚至消失。

(4)甲状腺癌:极少数甲状腺癌因产生过多甲状腺激素而引起甲亢。

(5)碘甲亢:与长期大量摄取碘或服用胺碘酮等药物有关。

(6)垂体性甲亢:由于垂体瘤分泌过多促甲状腺激素引起的甲亢。

(7)甲状腺炎性甲亢:各种甲状腺炎都可因甲状腺泡的破坏而释放大量的甲状腺素进入血液循环导致暂时性甲亢。如桥本甲状腺炎,是一种自身免疫性疾病,但是随着疾病的发展,有成为甲状腺功能减退的趋势。

4. 甲亢的症状表现

与一般甲亢患者相比,老年甲亢患者的症状和体征较轻微或不典型,表现在以下方面:

(1)消化系统:患者容易出现厌食、大便次数增多等症状,患者常常在短期内迅速消瘦而被怀疑有肿瘤。

(2)心血管系统:老年性甲亢患者心律失常、心跳过速、心房颤动等较多见,也有患者出现心绞痛、心力衰竭等症状。当老年人出现心慌、胸闷、胸痛等症状时，要排除甲亢的可能性。

（3）神经系统：患者出现表情冷淡、抑郁、反应迟钝甚至精神错乱等症状，不少患者还伴有手部颤动，当老人出现这些表现时，往往会误认为是衰老引起，容易误诊。

（4）特殊症状：甲状腺肿大，突眼（图1-4），但部分老年性甲亢患者甲状腺无明显肿大且突眼等眼部症状不明显。

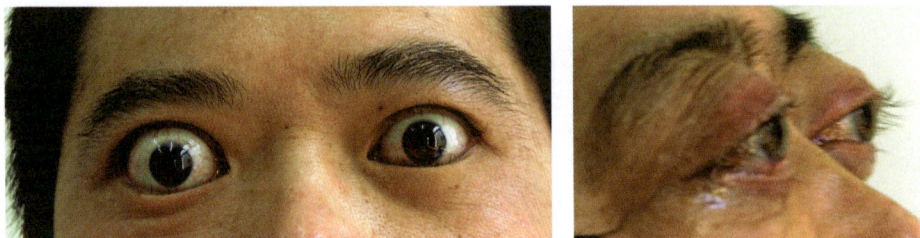

图1-4　甲亢突眼

5. 甲亢的诊断

诊断主要依据患者甲亢的症状表现及实验室检查。但是有的老年人甲亢临床表现多不典型，易被误诊、漏诊或延迟诊断，需要通过实验室检查来明确。

（1）血清甲状腺激素测定包括血清总三碘甲状腺原氨酸（T_3）、血清总甲状腺素（TT_4），游离三碘甲状腺原氨酸（FT_3），游离甲状腺素（FT_4），血清反T_3（$r-T_3$），以及血清促甲状腺激素（TSH）水平检测。甲亢时可发现血清总TT_3、FT_3、TT_4、FT_4升高，TSH降低。

（2）甲状腺^{131}I摄取率升高，甲状腺核素扫描可以发现甲状腺增大，对核素的摄取增加，可能有"热结节"等。

（3）甲状腺超声波检查可有甲状腺增大，结节，血流增多等。

6. 甲亢的治疗

（1）药物疗法：口服抗甲状腺药物治疗，主要为甲巯咪唑（他巴唑）和丙硫氧嘧啶（PTU），疗效肯定，总体较安全。治疗中要注意发生甲减以及药物的不良反应。

（2）放射性碘治疗：国外主张为老年甲亢治疗的首选，国内近年对采用口服抗甲状腺药物治疗效果不佳，或者有不良反应者，趋于选用这种更加积极的治疗手段。

（3）手术治疗：对于甲状腺肿明显，结节较大，有压迫症状，怀疑有癌变者考虑手术治疗。由于老年人常常有基础疾病，治疗前应该对是否能够耐受手术、手术风险与益处进行评估。

7. 甲亢的防治

甲亢与精神紧张有一定关系，在日常生活中，首先应保持精神愉快、心情舒畅。生活规律，劳逸结合，适当体育锻炼，对预防发病有好处。有甲状腺结节者应注意避免短期内摄入大量的碘，包括高碘食物，含碘量高的药物等。每年定期体检时，可加测甲状腺激素、甲状腺B超等，以早期发现甲亢。如果甲亢已经发生，则应认真系统治疗，防止病情发展加重。

1.2.3 甲状腺机能减退症

1. 什么是甲减？

甲状腺功能减退症简称"甲减"，是指甲状腺功能活动低下，不能合成分泌足够的甲状腺激素来满足机体的需要。对于成人而言，甲状腺激素的作用主要是促进机体的新陈代谢，保持体温。甲状腺激素缺乏，会使人对外界各种变化、刺激反应低下，生活、工作、学习和生育能力都明显减弱。甲减按症状轻重分为临床甲减和亚临床甲减，临床甲减症状较重，血清甲状腺激素明显减少，而亚临床甲减一般无明显甲减症状，仅化验有轻度甲状腺功能减退。

2. 老年人甲减的特点

老年人甲状腺功能减退的发病率在2%~7%不等，随着年龄的增长，甲减的患病率也随之上升，亚临床甲减的患病率更高。老年甲减症状隐匿，病程进展缓慢，不容易发现，可有怕冷、反应迟钝、食欲缺乏、情绪低落、睡眠不好等，常常有抑郁等症状被误诊为老年性抑郁症、老年性痴呆等。

3. 甲减的病因

引起甲减的病因甚多，有甲状腺本身的病变引起的，如桥本甲状腺炎，甲状腺肿瘤进行甲状腺切除，甲亢接受^{131}I治疗后等；由脑垂体疾病分泌促甲状腺激素减少而引起；极少数老年人甲减是因为组织对激素的抵抗。

4. 甲减的症状表现

老年人甲减的临床表现与成年人甲减相似，但多不典型。许多症状和正常老年人所表现的衰老相似，因此，易漏诊或误诊。不少患者在确诊前长期误诊为心功能不全、脑血管障碍、贫血、肾脏病、支气管炎等疾病。

（1）一般表现：倦怠、无力、畏寒，言语行动迟缓，声音嘶哑，眼睑水肿，面宽，唇厚，面部及手足掌苍黄，面部水肿。皮肤干燥、粗厚，指甲脆而厚，毛发干、稀疏、枯脆、易脱落，厌食，持续性便秘，黏液性水肿引起体重增加，四肢肿胀。还可能伴心动过缓、心包积液。

（2）神经精神表现：冷淡、反应迟钝，记忆力减退，嗜睡。此外还可有重听、眩晕、耳鸣等听神经或迷路损害表现，严重者可有抑郁、痴呆、妄想、幻觉、癫狂、定向障碍等精神疾病。

应该说这些症状并没有太多特异性，而且老年人由于常常合并其他疾病，所以有上述症状的老年患者，要警惕本病的可能性。

5. 老年人甲减的诊断

老年人甲减起病隐匿,进展缓慢,症状不典型,诊断主要依据其临床表现及实验室检查。如果老年人遇到原因未明的怕冷、乏力、水肿、食欲缺乏、体重增加、听力减退、嘶哑,均应疑及本病。对高脂血症和有甲状腺手术史的老年人更需定期做甲状腺功能检查。实验室检查主要包括:

(1)一般检查:血常规可见轻度贫血,胆固醇、三酰甘油、尿酸、肌酸激酶、乳酸脱氢酶等有不同程度的升高。

(2)甲状腺功能检查:原发性甲减患者T_3、T_4降低,TSH水平升高。亚临床甲减仅有TSH增高,T_4和FT_4正常。

(3)甲状腺球蛋白抗体(TgAb)和过氧化酶抗体(TPOAb)是确定原发甲减病因的重要指标,在桥本甲状腺炎中甲状腺自身抗体明显升高。

(4)甲状腺摄碘率测定:明显低于正常。目前由于甲状腺激素测定应用广泛、方便,已经趋于少用。

6. 甲减的治疗

(1)甲状腺激素替代治疗:应用甲状腺制剂替代治疗是处理甲减的主要措施。其使用的原则是以最小的剂量获得最佳的治疗效果,年龄较大及病情较重的患者开始以小剂量为宜,以后逐渐增加至维持量。一般应在替代治疗开始后4~8周复查血清TSH,在3~4个月之内使TSH达正常水平。甲状腺激素替代治疗是终身的,一旦中断治疗,甲减症状可在一定时间内复现。

(2)老年人用药时的注意事项:老年甲减患者应用甲状腺制剂应特别小心。由于甲状腺素的生成量随年龄的增加而下降,所以老年患者所需替代剂量比年轻患者少10%左右。对于病情较重,病程较久的老年甲减患者,甲状腺制剂应从小剂量开始,定期到医院就诊，做甲状腺功能检查，调整药物剂量。

（3）补充糖皮质激素：继发性甲状腺功能减退伴肾上腺皮质功能减退的患者需要使用。

（4）其他治疗：伴贫血者，除甲状腺制剂外，应根据贫血的类型给予铁剂、叶酸、维生素B_{12}或肝制剂治疗。胃酸缺乏者，应口服盐酸制剂。

7. 甲减的防治

（1）饮食调理：甲减患者机体代谢降低，肠蠕动减慢，故饮食应以富含热量、容易消化吸收的食物为主，如乳类、鱼类、蛋类及豆制品、瘦肉等，可加工成为易于消化吸收的汤汁、半流质等，生硬、煎炸及过分油腻的食品则不宜食用。平日可适当进食一些甜食，以补充热能，维持机体的能量代谢。甲减患者常感到口淡无味、食欲缺乏、消化不良等症状，因此饮食应注意调味，以引起食欲。

（2）生活调理：对已确诊有本病的患者要注意保暖，尤其是冬季。同时要坚持适当体育活动，经常参加室外活动，注意劳逸结合。预防感冒，防止创伤及感染，避免一切能够引起黏液性水肿的诱因。

（3）精神调理：甲减属慢性疾病，应保持心情舒畅，避免烦劳过度。

1.2.4　甲状腺结节

1. 什么是甲状腺结节？

甲状腺结节是一种非常常见的疾病，多种甲状腺疾病可以表现为结节，如甲状腺的炎症、自身免疫等多种疾病均可表现为结节。甲状腺结节分良性和恶性两大类，其中良性者占大多数，但5%~10%患者需要排除是恶性。结节从病因上可以分为结节性甲状腺肿、炎性结节、毒性结节性甲状腺肿、甲状腺囊肿和甲状腺腺瘤、甲状腺癌等。

2. 老年甲状腺结节的特点

甲状腺结节是老年人的多发病,其发病率随年龄增加而增高。有报道采用超声波对特定年龄段的人进行检查,50岁以上人中有甲状腺结节者占50%以上,80~90岁老年人中60%~80%的人有甲状腺结节。女性有甲状腺结节的比率高于男性,但男性甲状腺结节的癌变率略高于女性。与一般人相比,老年人甲状腺癌的发生率较高,尤其是分化不良的滤泡状癌、未分化癌的比例较高。一些人可表现为有甲状腺结节或者颈部肿块多年,然而肿块在短期内迅速增大,发生转移,恶性程度高,预后差,生存期短,死亡率高。

3. 甲状腺结节病因及诱发因素

(1)碘摄入不足:在山区、内陆地区,由于环境缺碘,长期居住在这些地区的人会因缺碘而导致甲状腺结节。随着碘盐的普及,生活水平的提高,目前由于碘摄入不足导致甲状腺结节者逐渐减少。

(2)致甲状腺肿物质:卷心菜、木薯等食物中含有致甲状腺肿物质,黄豆中所含的黄酮类物质,可以阻止甲状腺激素的合成,引起甲状腺肿大,出现甲状腺结节。在一些工厂、矿区,工业废物会对土壤、饮水造成污染,这些环境污染物如苯、酚等物质可导致甲状腺肿、结节的发生。药物如硫氰化钾、过氯酸钾、对氨基水杨酸、硫脲嘧啶类、磺胺类、保泰松、秋水仙素等,可妨碍甲状腺素合成和释放,引起甲状腺结节。

(3)激素合成障碍:这种类型的患者常常有家族史,可遗传,是由于激素合成障碍而导致甲状腺肿。

(4)基因突变:在少数患者中,可发生甲状腺球蛋白基因、钠碘同向转还体基因突变，导致甲状腺肿大，出现结节。

4. 甲状腺结节的症状表现

甲状腺结节的病因、病理、病程长短、严重程度不同，临床表现也不相同。

（1）单纯性结节性甲状腺肿：症状不典型，病史一般较长，往往在不知不觉中渐渐长大，常常在健康检查时偶然被发现。可以呈多个结节，也可以是单个结节性。通常没有疼痛等不适症状。

（2）炎性结节：急性化脓性甲状腺炎、亚急性甲状腺炎，临床上均可表现有甲状腺结节，其疼痛是最显著的特点，具有鉴别诊断的价值。慢性淋巴细胞性甲状腺炎，常可见到甲状腺多个或单个结节，质韧、无压痛。

（3）甲状腺瘤：常表现为甲状腺内单个结节，直径常常在1厘米以上。一般生长缓慢，多无压迫症状。甲状腺显像以"温结节"多见。如果腺瘤具有功能自主性增高，则会引起合成和分泌的甲状腺激素增多，临床上可表现为甲亢状态，扫描呈"热结节"，称之为甲状腺高功能腺瘤。

（4）甲状腺囊性病变：临床上除甲状腺肿大和结节外，大多数无功能方面的改变。

（5）甲状腺癌：可出现于任何年龄，但老年人中较多见。甲状腺癌根据病理学变化可以分为5种类型：

1）乳头状癌：是甲状腺癌中最常见的类型，恶性程度低，生长慢，早期临床上多缺乏明显的恶性表现，容易误诊。

2）滤泡状癌：多见于中老年，一般病程较长，生长缓慢，少数生长较快。

3）未分化癌：主要见于老年，恶性程度高，生长快。

4）髓样癌：女性稍多，血清降钙素升高有助于诊断。

5）转移癌及淋巴癌：较少见，主要由全身其他地方的癌肿转移而来，或者是恶性淋巴瘤有甲状腺处的病变。

5. 甲状腺结节的诊断

甲状腺结节的诊断关键在于鉴别结节的性质，区分良性和恶性。对于质地坚硬、形态不整、边界模糊、不活动，以及短期内迅速增大的甲状腺结节均应警惕其恶性的可能。

实验室检查对于甲状腺结节的诊断与鉴别具有一定帮助。例如血清甲状腺功能异常有助于炎性结节的诊断，有血清甲状腺激素水平升高或TSH降低，提示自主性功能性甲状腺腺瘤、结节或毒性多结节性甲状腺肿。甲状腺髓样癌患者常常有血清降钙素水平升高。一些影像学检查，包括甲状腺超声波、核素扫描、CT、核磁共振等可有助于结节性质的鉴别，其中甲状腺超声波对于发现结节，尤其是细小的结节的早期发现比较有帮助。甲状腺细针穿刺术是目前最能够较准确评估甲状腺结节性质的方法。

6. 甲状腺结节的治疗

甲状腺结节的治疗根据结节的性质、病程等的不同而有差异，具体如何选择，应该根据病情区别对待。

（1）药物治疗：对于良性、甲状腺功能正常、结节不是很大者，可采用甲状腺素抑制疗法，对于恶性结节则不适用。在治疗中结节继续长大者应考虑手术治疗。

（2）手术治疗：临床上一些甲状腺结节应该考虑手术治疗，包括：① 恶性结节或高度怀疑为恶性者；② 有怀疑癌肿甲状腺转移；③ 虽然是良性结节，但有压迫、堵塞或浸润症状者；④ 甲状腺细针穿刺证实为恶性者。

7. 甲状腺结节的防治

（1）有些人被告知有甲状腺结节后，非常紧张，担心是甲状腺癌,惶惶不可终日。其实应该保持一个好的心态,与医生配合,正确面对疾病。乐观的生活态度对疾病的恢复很有帮助,相反如果长期保持一个抑郁、悲观的状态,不利于病情的康复。

（2）应该保持良好的生活、饮食习惯,患者应注意每天有足够的热量、蛋白质,如肉、蛋、牛奶等食物,还要补充足量的维生素,不要抽烟喝酒。

（3）碘元素对甲状腺结节患者的影响是很大的,要注意饮食中碘的补充。一般来说内陆地区和山区的患者常常有碘缺乏,要适量补充碘。

（4）当发现颈部增粗或者有肿块时,应该及时到医院检查,通过一些检查以明确是否有甲状腺结节,以及结节的性质,并根据医生的建议采取适当的措施。

1.2.5　痛风

1. 什么是痛风?

痛风是一个非常古老的代谢性疾病,是由于嘌呤这种物质代谢紊乱,尿酸排泄减少,从而引起血液中的尿酸增高而导致的疾病。

痛风以男性多见,其发病与饮食生活关系密切。反复发作的特征性的急性关节炎,是痛风最典型的临床表现。许多情况下由于进食富含嘌呤类的食物,例如动物内脏、肉类后就会发病。近年来随着我国人民生活水平的提高,痛风的发病呈现逐渐增加的趋势。

痛风可分原发性和继发性两大类。原发性者病因除少数由于酶缺陷引起外,大多未阐明,常伴高脂血症、肥胖、糖尿病、高血压、动脉硬化和冠心病等遗传性疾病。继发性者可由肾脏病、血液病或药物等多种原因引起。

2. 老年人痛风的特点

（1）随着生活水平的提高、饮食结构及生活方式的改变，老年人痛风的发病率呈逐年上升趋势。

（2）痛风通常以男性多见，但老年女性绝经后雌激素水平降低，而雌激素具有促进尿酸排泄的作用，所以在老年女性中也常常发生痛风。

（3）老年痛风可以影响多个关节，其中较易影响的是手部小关节，在老年女性中多见。

（4）老年痛风常合并高血压、动脉硬化、糖尿病和肥胖等。

3. 痛风的诱发因素

生活方式不合理，长期维持高蛋白、高脂肪、高嘌呤饮食。少运动、肥胖容易导致痛风。生活中，穿紧鞋、行走过多、关节部位的损伤、受冷受湿外科手术、感染等常可诱发痛风发作。

4. 痛风的临床表现

痛风在临床上由于病程不同、血尿酸水平差异等而有所不同。

（1）急性痛风性关节炎：其与其他类型的关节炎的表现不同，特点为：① 痛风发作方式与部位：通常在夜间或在过量运动和饮酒后发作，典型发作是起病急骤，患者在上床睡觉时还很健康，但到半夜因脚痛而惊醒，数小时内症状发展至高峰，关节及周围软组织出现明显红肿热痛，疼痛部位以第一跖趾关节多见，亦可以有四肢其他关节，部分老年人可以始终表现为大关节病变。② 发热：较常见，体温可以达到39℃。③ 数天或数周内自行缓解，但比较容易复发。

（2）慢性痛风性关节炎：由于痛风反复发作，未治疗或治疗不彻底者，可表现为多个关节受累，关节不灵活，由于长期僵硬，活动受限，引起关节变形。

（3）痛风石：由于痛风反复发作，长期血清尿酸水平明显升高，尿酸盐结晶会在软组织中沉积，在皮下形成坚硬的肿块，即所谓痛风石。这种特征性的痛风石可以小如芝麻，也可以大如鸡蛋，常发生于耳轮、前臂伸面、跖趾、手指、肘部等处（图1-5）。

（4）肾脏损伤：慢性痛风患者约1/3出现肾脏损害，表现为两种形式：

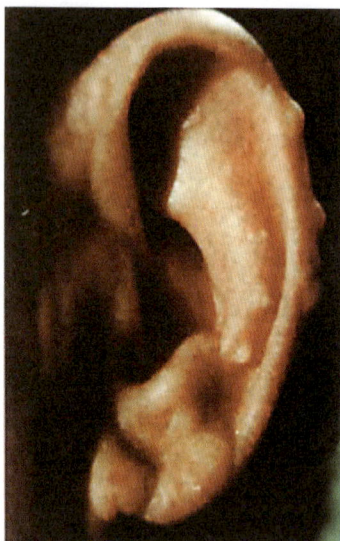

图1-5 痛风石

① 痛风性肾病：由于尿酸盐结晶沉积于肾组织引起肾炎，早期患者仅有蛋白尿、血尿，随着病情的进展，蛋白尿转为持续性，出现夜尿增多、尿比重偏低等现象。病情进一步发展，终于导致肾衰竭。② 尿路结石：老年人易发生泌尿系统感染，更易形成肾结石，会出现肾绞痛、血尿。

5. 痛风的诊断

（1）痛风的分型：临床上将痛风分为两种类型。

1）原发性痛风：由于先天性的一些嘌呤代谢酶缺陷，使尿酸代谢异常。这些患者常常有痛风家族史，呈现多基因遗传。

2）继发性痛风：受一些疾病或者药物影响，出现继发性血尿酸升高。疾病包括骨髓增殖性疾病、多发性骨髓瘤、血红蛋白病、慢性肾脏疾病、甲状腺功能减退、银屑病、结节病和铅中毒等。药物，特别是利尿药物、环孢素、低剂量的阿司匹林和维生素B_3（烟酸）等，易引起继发性痛风。酗酒，酒精摄入过多，会使尿酸盐产生过多和尿酸排泄减少，从而引起高尿酸血症，继而可出现痛风的病症。

（2）痛风的特点

痛风的临床表现多种多样，老年人痛风症状、体征及X线表现常不典型，容易误诊。诊断要点包括：① 急性不对称小关节炎，突然发生、疼痛剧烈，但由于老年人对痛觉不敏感，有些患者只表现为钝痛；② 夜间突发急性大关节痛，反复发作、自然缓解，间隙期完全无症状；③ 暴饮暴食后，尤其摄入高脂、过量鱼虾及饮酒后，出现关节痛；④ 关节痛伴皮肤结节，特别是耳郭结节；⑤ 肥胖、高血压、糖尿病患者伴有关节痛者；⑥ 绝大多数老年痛风患者血尿酸明显升高，但有少数呈波动性，故血尿酸正常并不能否定痛风的诊断；⑦ 老年痛风X线片出现典型的骨穿凿样改变者仅为20%，不能以X线未见这种改变而否认痛风诊断。

诊断痛风常用的检查包括：① 血清尿酸测定：患者发病时血尿酸水平升高。② 痛风石活检或穿刺：取其内容物检查，可见到尿酸盐结晶。③ X线检查：在急性关节炎时可见关节软组织肿胀，慢性关节炎可见关节间歇狭窄，关节面不规则，典型者可见骨质呈凿样缺损。④ 关节腔镜检查：对反复发作导致慢性关节炎的患者，关节腔镜检查有助于痛风的诊断。

6. 痛风的治疗

（1）饮食治疗：痛风的饮食治疗最重要的是选择合适的食物，老年人身体器官功能已出现退化趋势，机体代谢下降，保持低嘌呤、低热量、低脂肪、低蛋白饮食，能有效缓解痛风症状，延缓、减少急性发作。

1）通常每天嘌呤摄入量为600~1 000 mg，痛风急性发作期应该严格限制在每天150 mg以下。常用食物分3类：第1类为高嘌呤食物（每100 g食物中含嘌呤150~1 000 mg），如黄豆、扁豆、香菇、动物内脏、浓肉汁、海鱼、贝类、海参、各种酒类等；第2类为中嘌呤食物（每100 g食物中含嘌呤25~150 mg），如豆类制品、鸡肉、鹅肉、猪肉、牛肉、草鱼、鲤鱼、菠菜、海带、银耳、蘑菇、花生、腰果等；第3类为低嘌呤食物（每100 g食物中含嘌呤＜25 mg），如牛奶、鸡蛋、精白面、米、白菜、洋葱、青椒、可乐、汽水、苏打水、蜂蜜、奶油、核桃等食物。

2）注意限制每日的总热量，将饮食中脂肪摄入量控制在每日50 g，减轻体重，避免肥胖。

3）控制食物中蛋白摄入量，通常按标准体重计算，每日0.8~1.0 g/kg。以选择不含核蛋白的奶制品、鸡蛋等为好。

（2）药物治疗

1）急性发作期治疗：要抬高患肢，充足饮水，适当的冰敷可缓解疼痛、关节制动，千万别揉搓。在此期间不应使用降尿酸药物，以免延长急性发作过程，而应以止痛、消炎消肿为主，尽早使用消炎药物，直到炎症完全消退，过早停药或进行关节活动可致复发。避免使用影响排尿酸的药物，如噻嗪类利尿药等。同时给予对症治疗，常用的药物包括：

◇ 秋水仙碱：在急性发作的第一时间使用秋水仙碱，常能收到迅速、有效、彻底终止发作的戏剧性效果，故秋水仙碱应为首选。不良反应主要为胃肠道反应，如恶心、呕吐、腹痛、腹泻。

◇ 非甾体类抗炎药物：吲哚美辛，其可以迅速控制大多数患者的急性发作。不良反应主要为消化道反应，易致胃黏膜损伤、出血，有活动性溃疡病者忌服，偶可引起皮疹、白细胞减少。布洛芬，其控制急性发作效果不如吲哚美辛，但副作用小。其他的非甾体类抗炎药物如萘普生、保泰松、氯芬那酸等，也可使用。

◇ 激素：糖皮质激素能使症状迅速缓解，但停药后容易复发，故仅在上述药物治疗无效时才使用，如泼尼松，症状缓解后逐渐减量停药。

2）慢性期治疗：以降低血尿酸水平为主要目的，可以使用别嘌醇等药物。同时对慢性关节炎及可能并发的肾脏病变进行治疗，必要时需处理痛风石，以提高生活质量。

3）无症状高尿酸血症治疗：处于该阶段的患者应定期到医院化验。对血尿酸超过正常，经饮食治疗仍不能令人满意，尤其有明显家族史者，即使无明显的临床表现，也应给予治疗。如果伴发高血压病、糖尿病、高脂血症、心脑血管病等，应进行相应的治疗。

7. 痛风的预防

（1）控制饮食，高蛋白、高脂肪、高嘌呤饮食是痛风患者的禁忌。烹调时，油要适量，同时切记少吃油炸食物。尽量避免食用含嘌呤物质高的食物。避免饮酒，咖啡及茶可适量饮用，避免饮用浓茶。

（2）控制体重，避免过度肥胖，体重过重时应慢慢减重，每月以减轻1公斤为宜，但急性发病期则不宜减重。

（3）多喝开水，每天至少喝2 000毫升水，帮助排出体内过量的尿酸。

（4）勿穿过紧的鞋子，保护关节。

（5）定期监测血尿酸水平，要及早检查，以期尽早诊断，早期治疗。

2

老年人内分泌疾病知识100问

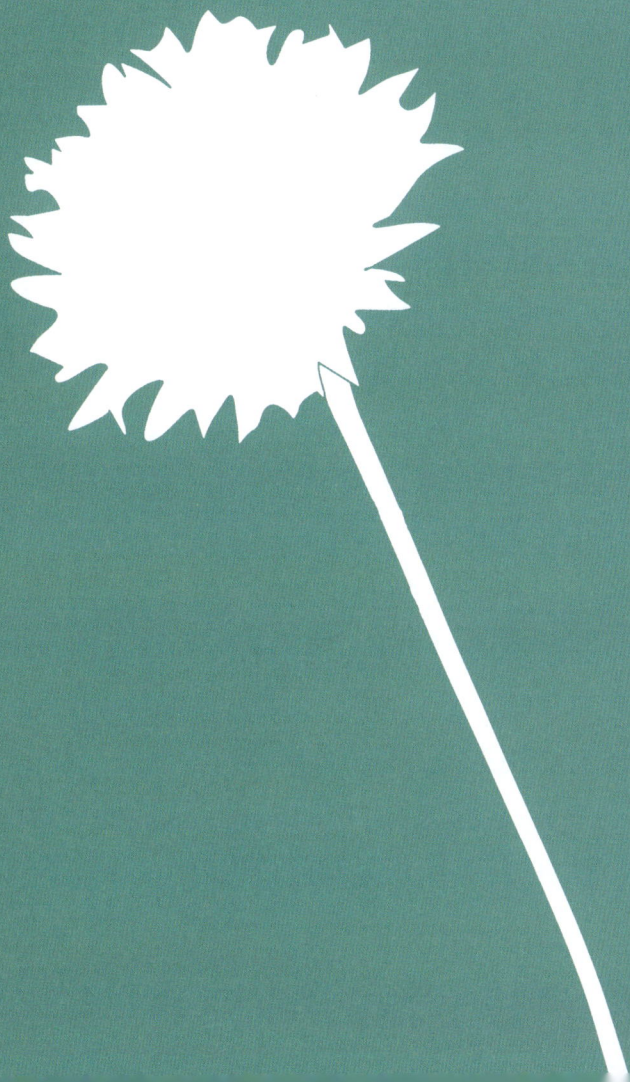

2.1 老年人患2型糖尿病，大多症状不明显，如何才能早期发现和诊断？

糖尿病是当今社会的主要慢性病之一，它是一组以慢性血糖水平增高为特征的代谢性疾病，是由胰岛素分泌和（或）作用缺陷所引起。该病可使患者生活质量降低，寿命缩短，病死率增高，应积极防治。随着老龄化社会的到来，各种老年病的患病率逐年上升。许多疾病在发病时是隐匿的，糖尿病也不例外。2型糖尿病多发生于中老年人，糖尿病的典型症状如"三多一少"（多尿、多饮、多食和体重减轻）症状常常不明显，往往是通过体检发现的，甚至出现视力下降、手足麻木、不明原因的昏迷等并发症的症状后才得到诊断。因此，要想早期发现、早期诊断，就要定期进行体检，注意自身出现的各种异常症状以及长期用药后症状不能缓解的"痼疾"。对于有糖尿病家族史、肥胖以及高血压、高血脂、冠心病的患者，需要警惕是否有糖尿病的发生，如果有不适症状，应该及时于正规医院就诊，排除糖尿病的可能性。

2.2 为什么有些2型糖尿病患者尿糖监测是阴性？

肾脏犹如一个筛子，每时每刻都会将过滤一些物质排泄出来。肾脏对糖的排泄存在肾糖阈，就像水库的排水闸，有一个规定的水位线。当血糖超过这一限度时，血液中的葡萄糖就会经过肾脏的肾小球滤过作用进入原尿，而其中的大部分葡萄糖又可被肾小管重吸收。一般人的肾糖阈是8.9~10.0 mmol/L，当血糖值在肾糖阈之内时，肾脏的排糖闸门是关闭的，尿中没有糖（尿糖呈阴性）。

正常人由于血糖不高,所以尿糖定性是阴性。当血糖升高至超过肾糖阈时,排糖闸门开放,糖被滤过,如果超过重吸收限度,就会产生糖尿。那么为何有些2型糖尿病患者尿糖定性是阴性呢?有一些因素可导致这种情况出现:

(1)血糖水平没有达到肾糖阈的标准:许多老年糖尿病患者尽管有高血糖,但血糖升高幅度没有超过肾糖阈,因此尿糖是阴性。

(2)肾糖阈发生变化:老年人及糖尿病肾病患者由于肾糖阈增高,当血糖超过10.0 mmol/L甚至更高时,也不出现糖尿。

(3)检测方法的误差。

(4)高血糖持续时间较短:一些老年人仅仅在进食后0.5~1小时内血糖过高。这种一过性血糖升高时尿糖呈阳性,之后可为阴性。

2.3 糖尿病会遗传吗?

糖尿病是遗传因素和环境因素共同作用的结果,遗传因素占据相当重要的位置。据文献报道,有家族史的2型糖尿病患者呈明显的家族聚集性,其发病与遗传密切相关。有家族性糖尿病病史的个体患病率是一般群体患病率的26倍。患者一级亲属糖尿病患病率是一般群体亲属患病率的18倍。患者的同胞患病率为44.4%,子女患病率为9.7%。女性患病率显著高于男性,母亲将糖尿病遗传给子女的概率显著高于父亲。目前认为,糖尿病是一个复杂的多基因遗传病。在老年期,饮食结构改变、肥胖、体力活动减少等不利因素使有遗传倾向者发病。

2.4 糖尿病的发病与平时喜爱吃甜食有关吗?

糖尿病的发病与平时喜爱吃甜食无直接联系。但长期大量吃甜食、高热量食物及不良的饮食习惯（如暴饮暴食）是诱发高血脂、肥胖等疾病，而肥胖则会引起胰岛素抵抗（胰岛素抵抗是2型糖尿病的一个重要发病机理），且脂肪的代谢产物具有氧化作用，能通过改变胰岛细胞膜的成分来影响胰岛的功能和抑制胰岛素的释放。暴饮暴食则增加了摄入油脂的机会，加重了胰腺的胰岛细胞负担。因此，大量食用甜食、肥肉，暴饮暴食都可能是引起2型糖尿病发病的危险因素。

许多人混淆了糖尿病的发病与甜食的关系和糖尿病患者不能吃甜食的情况。医生建议糖尿病患者控制糖分摄入的原因是患者的胰岛功能差，糖分过量摄入引起患者体内血糖的升高，使病情不易控制。

2.5 糖尿病为什么会引起眼部病变和肾脏病变?

人体内存在大大小小的血管，包括分布在全身的微血管网。随着病程的延长和血糖控制不良，糖尿病患者会逐渐出现微血管病变，是糖尿病的特异性慢性并发症。

糖尿病眼部病变以视网膜病变最常见，主要分为两大类，非增殖性（背景期）视网膜病变和增殖性视网膜病变。非增殖性视网膜病变是糖尿病对视网膜产生影响的最早期阶段，表现为微血管瘤、出血和渗出等，也是2型糖尿病患者视力受损的最常见原因。增殖性视网膜病变的标志是新生血管的形成，是引起失明的重要原因。除了视网膜病变之外，糖尿病患者发生白内障的概率也会增加。

糖尿病肾病是肾脏的微血管受累引起的肾脏功能的减退，最主要的表现是出现蛋白尿。随着病情的发展，尿蛋白排量逐渐增多，开始尿蛋白排出为间歇性，以后变为持续性。尿蛋白排出量越多，病情越严重。5~20年发展为终末期肾衰竭。不少老年糖尿病患者诊断后不久就可检出尿蛋白，实际上这些患者确诊糖尿病时已有较长病程。

糖尿病视网膜病变和肾脏病变的机制尚不完全清楚，但长期、慢性高血糖导致的组织蛋白糖化肯定是病变发生的重要原因。

2.6 糖尿病患者为什么会引起冠状动脉病变？

与非糖尿病人群相比较，糖尿病人群中动脉粥样硬化的发病率较高，发病年龄较轻，病情进展较快。动脉粥样硬化主要侵犯主动脉、冠状动脉、脑动脉、肾动脉和肢体外周动脉等，引起冠心病、缺血性或出血性脑血管病、肾动脉硬化、肢体动脉硬化等。

目前认为，长期高血糖、高血脂等会引起血管组织结构等的变化，从而引起血液黏稠度增高及高凝状态，直接或间接参与动脉粥样硬化的发生发展。微循环血流不畅，细胞获能减少、缺氧等，都可导致心脏微血管病变和心肌代谢紊乱，从而引起心脏冠状动脉粥样硬化，使心肌受到缺血缺氧、广泛坏死等损害，导致了冠心病、糖尿病性心肌病等疾病的发生。另外，动脉粥样硬化有一些易患因素，如高龄、肥胖、高血压和脂质代谢异常，这些因素在2型糖尿病人群中的发生率均高于相应的非糖尿病人群，并与心血管病的发生发展密切相关。

2.7　糖尿病患者为什么容易受到感染?

糖尿病患者容易发生感染,且感染不易控制,这已成为困扰许多糖尿病患者的难题。原因有很多:

（1）血糖:血糖越高,感染率越高。长期血糖增高,会使机体抵抗力下降,体内杀菌细胞的杀菌能力降低,免疫防御功能下降。因此,有效控制血糖是预防感染的先决条件。

（2）年龄:年龄越大,感染率越高。老年人的各组织器官功能进行性减退、抵抗力差、有利于细菌入侵和繁殖。老年人机体反应能力下降、病情不易早期发现。此外,有些老年人身体出现不适时不愿就医、吃药,导致延误治疗。

（3）病程:病程越长,感染率越高。随着糖尿病病程的延长,机体的各项功能减退,多种易感因素常常同时存在,抗感染的能力下降。

（4）并发症:并发症越多、越重,感染率越高。急慢性并发症的出现,意味着糖尿病病情已发展到一定程度,病情控制较差,机体极易遭受损害,一旦感染又迅速进展,就不易控制,病死率增加。

2.8　糖尿病患者有哪些皮肤症状?

（1）皮肤瘙痒:老年2型糖尿病患者随着年龄的增长,皮肤的自我保护能力下降,会出现不同程度的皮肤瘙痒。

（2）皮肤感染:患者的血糖升高,皮肤汗腺排泌的汗液中糖原含量也增高,给细菌、真菌的感染提供良好的条件。许多糖尿病患者有皮肤瘙痒症状,易抓破损伤皮肤,加上糖尿病患者机体抵抗力差,就易引发各种病菌感染。

（3）皮肤感觉异常：部分患者可感觉手足麻木,有手套及袜子包裹的感觉,通常为对称性,下肢较上肢严重,病情进展缓慢。同时可有针刺感,可伴疼痛；后期可出现肌力减弱甚至肌萎缩和瘫痪。还有的患者下肢出汗减少或无汗。

（4）糖尿病性皮疹：这种皮肤改变发生在小腿前面。开始的时候是圆形或卵圆形暗红色的丘疹,直径只有0.3厘米左右。这种丘疹有的分散存在,有的则群集在一起,表面上有皮屑。皮疹消退以后,皮肤上会出现局部萎缩或色素沉着。

（5）糖尿病性黄瘤：眼睑、膝、肘、背部或臀部的皮肤上出现从米粒到黄豆粒大小的黄色丘疹或小疙瘩,表面有光泽,一般没有瘙痒等自觉症状,摸起来略比周围的皮肤硬。

（6）糖尿病性大疱疹：易发生于手足。这种水疱突然发生,反复出现,却没有任何自觉症状。水疱大小不等,疱壁薄,疱内是澄清的液体。一般经过数周可以自愈,或者消退后在皮上遗留有色素沉着。

2.9 为什么2型糖尿病以老年人多见?

2型糖尿病的发病率随年龄增长而增长,其原因不完全清楚,可能与老年人的组织器官老化,尤其是胰腺、肌肉、肝脏等组织,一方面胰岛分泌功能下降,影响胰岛素的分泌；另一方面产生胰岛素抵抗,影响胰岛素的作用。这样不仅会导致老年人的空腹血糖升高,还会导致葡萄糖耐量随年龄增长而减退。高糖、高热量饮食和体力活动减少以致超重和肥胖,也是老年人易患糖尿病的重要原因之一。此外,老年人因身体衰弱、经济来源减少和生活质量下降而产生心理压力,对糖尿病的发生发展也可能起一定作用。而且,老年人同时可能患有多种慢性疾病,服用多种药物,如糖皮质激素、噻嗪类利尿药等,可能影响机体的糖代谢而诱发糖尿病。

2.10　糖尿病患者为什么要检测糖化血红蛋白?

在高糖的环境中,红细胞所含的血红蛋白会与糖结合形成糖化血红蛋白(HbA1C),且一旦形成就再也不会与血红蛋白分离,直到红细胞凋亡。红细胞平均寿命为120天,因此糖化血红蛋白能反映过去2~3个月内平均血糖水平。中国2型糖尿病患病率远远高于1型糖尿病,2型糖尿病往往以餐后血糖升高为主,糖化血红蛋白与餐后血糖有良好的相关性,在诊断糖尿病和监测血糖方面具有重要意义。另有研究表明,糖化血红蛋白能较空腹血糖更好地提示患者存在血糖异常,糖化血红蛋白升高而空腹血糖正常者,可能为空腹血糖正常的糖耐量减退患者。糖化血红蛋白还能反映糖尿病并发症的发病风险。因此在糖尿病的诊断治疗中离不开检测糖化血红蛋白。

2.11　糖化血清白蛋白的检查指标对临床有什么意义?

血清中的白蛋白与葡萄糖结合就会形成糖化血清白蛋白(GA),它是临床上血糖监测的重要指标之一,对于评价糖尿病患者近期血糖控制情况及反映短期内血糖水平的变化具有较高的临床价值。其值能反映测定前2~3周血糖的平均水平。目前临床通过GA和糖化血红蛋白来了解血糖控制情况,GA能在血糖变化最显著时更确切和及时地反映血糖水平,尤其适用于血糖波动较大的新诊断患者降糖治疗时的疗效观察。GA对短期内血糖变化敏感，所以GA更适合作为评价糖尿病患者近期疗效的重要指标。对于无症状性或夜间低血糖发生的患者，尤其是反应较迟钝的老年患者，结合快速血糖数值，GA检测有助于推测近期是否频发低血糖，如患者空腹血糖或日间某时段血糖数值明显增高，而GA检测值增高并不明显或与快速血糖数值增高程度不符，则可推测患者近期可能有低血糖发生或血糖波动较大而导致平均血糖水平偏低，因此，治疗时应注意不要盲目增加降糖药物用量，避免加重低血糖症状。

2.12 糖尿病患者为了减少碳水化合物的摄入，多吃菜少吃主食对吗？

不少糖尿病患者认为，得了糖尿病就是要"少吃饭，多吃菜"。其实，这是一个很大的误解。中国人以谷物为主的传统饮食恰恰能帮助我们控制血糖，糖尿病患者假如不吃主食，或者吃得不够，血糖反而会控制得不好。血糖和碳水化合物的摄入有关。糖尿病患者应当适当控制碳水化合物的摄入，以防止血糖超标，为维持正常能量的摄入，碳水化合物应保持占总能量的60%为好。每次应摄入富含膳食纤维的食物如燕麦片、新鲜蔬菜等，使碳水化合物消化吸收缓慢，血糖不会升高过快，单纯地少食碳水化合物，反而会使消化吸收快，血糖很快升高，且持续时间短，容易发生低血糖。建议糖尿病患者食用粗杂粮，如燕麦、麦片、玉米面等，它们含有较多的无机盐、维生素，又富含膳食纤维，膳食纤维具有减低血糖的作用。土豆、红薯、山药、莲藕、南瓜、芋头等是富含淀粉的根茎类食物，它们看起来是蔬菜，实际上是米面的替代品，也就是说吃了较多这些食物，则应该少吃些饭。

2.13 什么是食物的血糖生成指数？糖尿病患者是否要选用血糖生成指数低的食物？

食物血糖生成指数（GI）是指一种食物能够引起血糖升高多少的能力。高GI的食物，进入胃肠后消化快、吸收率高，葡萄糖释放快，葡萄糖进入血液后峰值高，也就是血糖升得高；低GI食物，在胃肠中停留时间长，吸收率低，葡萄糖释放缓慢，葡萄糖进入血液后的峰值低，也就是血糖比较低。低GI饮食在人体内消化和吸收更为缓慢，有益于控制餐后血糖。糖尿病患者应首选低GI的食物。糖尿病患者应严格限制糖、甜点等。其次，要合理搭配食物。选择高GI食物时，可以搭配低GI食物混合食用，如粗杂粮的GI值较低，但口感较差，细粮GI值较高，粗细粮搭配，既可以改善口感，又可以降低GI。食物中的其他成分如脂肪和蛋白质能延缓食物的吸收速率，从而降低GI，但应该按比例严格控制摄入量。增加食物中膳食纤维的含量，不仅有利于降低GI，还有改善肠道菌群等作用。第三，选择科学的加工与烹调方法。粮食在精加工过程中，会损失一些营养素，同时由于研磨使颗粒变细，更利于吸收，GI值也增高，如GI值糙米饭＞精米饭。因此，患者饮食不仅要注意控制三大营养素的比例，还要合理选择GI值相对较低的碳水化合物类食物。

2.14 糖尿病患者怎样才能既控制了热量又保持了营养？

首先按患者性别、年龄和身高计算理想体重，根据理想体重、工作性质、原来生活习惯等，计算每日所需总热量。成年人休息状态下每日每公斤理想体重给予热量25~30 kcal,体力劳动者、儿童、营养不良及伴有消耗性疾病者应酌情增加,肥胖者酌减,使患者体重略低于或维持在标准体重范围内。碳水化合物占总热量的50%~60%,提倡食用糙米、面和一定量杂粮。蛋白质含量一般不超过总热量的15%,成人每日每公斤理想体重0.8~1.2 g,根据患者身体状况及疾病情况酌情增减。蛋白质应至少有1/3来自动物蛋白质,以保证必需氨基酸的供给。脂肪约占总热量的30%。高纤维食物能减缓碳水化合物的分解吸收,有利于平衡血糖,还有降低体重和通便的作用,故宜多吃些新鲜蔬菜。确定每日饮食总热量和糖类、蛋白质、脂肪的组成后,按每克糖类、蛋白质产热4 kcal,每克脂肪产热9 kcal,将热量换算为食物后制订食谱,并根据生活习惯、病情和配合药物治疗需要进行安排。定时定量进餐,可按每日三餐分配为1/5、2/5、2/5或1/3、1/3、1/3。

2.15 糖尿病患者应该如何安排节假日的饮食、生活起居?

在节假日,糖尿病患者可能在多个方面都要做出积极的调整。

(1)"吃"得科学:在总热量一定的前提下,糖尿病患者可以根据自己的喜好,做到主食粗细搭配,副食荤素搭配。对零食应当浅尝辄止,同时要把热量从主食里扣除。适当谢绝外出聚餐,因为聚餐常会使人在不知不觉中吃得过多。

(2)"喝"得安全:饮酒是节假日常见的现象之一。经常、过量饮酒不仅可能使饮食控制失衡,而且易诱发低血糖。避免空腹饮酒。每日饮酒量应严格控制在160 kcal内,这个量约合啤酒400 ml,或葡萄酒200 ml,或白酒(35度)80 ml。度数高的酒对患者弊多利少,干红、干白类葡萄酒比较适宜。喝汤需关注汤中热量，提倡饭前喝汤，最好选择清汤，少喝荤汤。

（3）"睡"得安心：节假日尽量避免熬夜，早起早睡，保证充足睡眠。如果前一天晚上睡得晚，第二天早晨需要补觉，最好在早晨8点之前起来，使用降糖药或胰岛素并进食早餐后，再睡个回笼觉，这样才能尽量保证血糖不受睡眠改变的影响。

（4）"玩"得舒畅：节假日生活不规律经常使血糖出现较大波动，适量运动有益于控制血糖。运动量因人而异，要在两餐之间运动。

2.16　运动能降低血糖，是否运动量越大越好？

运动对糖尿病患者来说不可或缺。运动可以降低血糖，还可以促进机体的新陈代谢，减轻精神紧张和情绪焦虑，改善中枢神经系统的调节机制，增加抵抗力，对预防慢性并发症有一定的作用。但运动量和运动强度不宜过大，运动时间也不宜过长。超负荷运动不仅不能促使血糖降低，反而可能成为酮症酸中毒的诱发因素。所以，糖尿病患者不要认为运动量越大越好，也不要以为时间越长越好，要适量、适度、适中。一般每次运动30~60分钟，运动后微出汗，有轻度疲劳感但不气喘吁吁的锻炼才安全有效。运动的频率一般为每日1次或每周3~4次。运动的时间应选择餐后30~60分钟，避免饥饿和餐后立即运动，以及服用降糖药和注射胰岛素而未进餐就运动，以免发生低血糖反应。运动项目以快走、慢跑最为适宜。这两个项目均属有氧运动，可促进内脏脂肪分解，脂肪量减少，体重减轻，从而使胰岛素敏感性升高，胰岛素抵抗减小。运动需要长期坚持下去，才能发挥运动疗法缓解和稳定病情的积极作用。

2.17 为什么剧烈运动后会出现餐后血糖降低，空腹血糖反而升高？

人在空腹进行剧烈运动时，因为骨骼肌对能量的需求大大增加，体内首先利用葡萄糖代谢提供能量，之后还会动用脂肪转化为葡萄糖来提供能量，体内葡萄糖的产生超过了葡萄糖的利用；同时由于机体兴奋，儿茶酚胺类激素等升糖激素增加，促进人体内葡萄糖的生成。进行高强度运动时葡萄糖出现在血中的速度快于葡萄糖从血中消失的速度，结果就是血糖升高。这种剧烈运动下的高血糖对于快速补充肌糖原（肌糖原可产生能量）是必需的，也使肌肉有足够的能源以满足剧烈的运动，以防止血糖的迅速动用和运动后的血糖迅速恢复，所以空腹血糖升高。餐后进行运动时，餐后高血糖会促进胰岛素分泌，且运动锻炼使体内组织对胰岛素的敏感性增强，所以餐后血糖降低。

2.18 如果运动使血糖控制在正常范围，是否可以停止服药？

糖尿病是一种病情比较复杂的慢性终身性疾病。由于糖尿病的病因至今尚未完全阐明，故糖尿病尚无根治措施。许多糖尿病患者由于发现较早，尚不需要降糖药物控制血糖，严格控制饮食、适量运动就能将血糖控制在正常范围。一些糖尿病患者已使用了一段时间的降糖药物（尤其是单药而且剂较小），由于患者本身对饮食、生活作息等比较注意，血糖能够稳定在正常范围，可在监测血糖一段时间后，在医生的准许下停药。但仍需要饮食及运动疗法，密切监测血糖，若血糖出现较大波动，应继续使用降糖药物。有些糖尿病患者经过一段时间的正规治疗,特别是通过控制饮食和适当运动,血糖可以降至正常,甚至不用药也可将血糖维持在正常范围,但这并不意味着糖尿病已被治愈,如果放松治疗,糖尿病的症状就会卷土重来。

2.19　糖尿病要终身服药吗?

由于糖尿病的起病比较隐匿,且患者发现糖尿病时的阶段不同,所以不是每个糖尿病患者确诊后都需要使用降糖药物。对于早期发现的糖尿病患者,可通过血糖监测决定是否需要吃药。如果非药物治疗后血糖控制不佳,必须加用降糖药物,并密切监测血糖变化,糖尿病之所以可怕主要是高血糖引起的各种并发症。因为目前糖尿病不能根治,糖尿病的病变会慢慢进展,大部分糖尿病患者还是要终身使用降糖药物的。糖尿病治疗需要饮食、运动、监测、药物等多方面共同作用,如果患者比较会控制饮食、适量运动,则可以很好地控制血糖,那样就可以相对减少药物,当然如果状态很好,则可以逐渐减少药物,直至不用药。

2.20　为什么一些老年糖尿病患者口服降糖药后会出现低血糖?

老年糖尿病患者常伴发有心、肾功能不全,机体内部升糖机制障碍,磺脲类降糖药物在体内代谢排泄缓慢而蓄积,或在服用磺脲类药物同时服用其他药物,如阿司匹林、磺胺类等药物,因药物相互作用,增强了降血糖的作用,易发生严重低血糖症。由于老年糖尿病患者病程较长,胰高血糖素、肾上腺素等升糖激素分泌不足,血糖不能及时地进行有效调节,可发生严重的低血糖反应;老年糖尿病患者对低血糖识别能力差或应用一些药物致低血糖症状被掩盖。老年糖尿病患者多伴有糖尿病神经病变,神经系统对低血糖的反应不敏感,易出现无感知的低血糖症状。因此,老年糖尿病血糖控制标准应该适当放宽,糖化血红蛋白以7%左右为宜。

2.21 为什么对老年糖尿病患者提倡个性化治疗?

老年糖尿病患者是糖尿病的主流人群。除糖尿病所致大血管、微血管病变对组织脏器的损伤外,几乎95%以上的2型糖尿病会合并其他代谢异常及心脑血管危险因素的相关疾病,以高血压、血脂紊乱最多见,常需要同时服用多种治疗药物,而药物间的相互作用也是损害脏器功能、甚至导致恶性肿瘤高发的危险因素。由于各种疾病的发展多不平衡,表现为个体各器官功能水平参差不齐。老年糖尿病患者受医疗保障水平、文化知识水平、职业经济地位、个人性格和接受能力的影响,自我防病治病的意识和能力也相差极大。每个糖尿病患者所处的疾病状态、伴存的其他病症、治疗的需求、自我管理的能力和条件相差很大。因此老年糖尿病患者的个体化血糖控制格外重要。

2.22 补充微量元素铬有利于血糖控制吗?

铬作为人体必需的微量元素,具有影响糖类、脂类代谢的功能,并对机体内蛋白质和酶,以及心血管系统功能都有着重要作用。然而,对于铬作用机理和铬对机体的毒性尚存在着争议。只有少数研究认为补铬能降糖,但多数研究则认为无效。美国糖尿病学会解释这一现象时认为，在中国等地进行的研究有效，可能因当地食物中缺铬，而西方国家食物中并不缺铬，所以看不出铬的降糖作用。因而铬能不能降糖，关键在于患者体内是否缺铬。他们认为，能正常进食，且食物品种多样化的患者不必补铬，补了也没用；只有不能进食，靠静脉输注全营养的患者才应该补铬。含铬的食物很多，如酵母、牛肉、虾、小麦、玉米、萝卜、蘑菇、啤酒、绿菜花、海产品、蛋类、豆类、奶制品类、全谷类等。即使缺一些，调整一下饮食结构也就可以了。更重要的是，有些患者只相信保健品，光注意补充铬，却放弃了正规的用药及检查，以致糖尿病病情向恶性化发展，这完全是得不偿失的。

2.23 老年人服降糖药为什么要从低剂量开始？

降糖药的特点是降低血糖，与药物剂量存在一定的因果关系。老年人服降糖药需要从低剂量开始，因为老年患者的血糖波动较大，是易发生低血糖的高危人群。随着年龄的增加，患者体内的器官功能出现不同程度的降低，致使降糖药物不能及时地通过各种代谢途径排出体外，代谢较慢，体内的血糖调节机制反应迟钝，所以导致患者血糖波动较大，容易出现无症状性低血糖，因此从低剂量开始治疗。应严格按照医嘱来服药。

2.24 长期服用一种降糖药会失效吗？要不要一段时间后换一种药？

口服降糖药失效是治疗2型糖尿病过程中经常出现的问题，主要见于磺脲类药（如格列本脲、格列齐特片等）。许多糖尿病患者发现在服药的最初阶段,血糖可得到满意控制,但随着时间的推移,效果越来越差,将药物加大至最大治疗剂量,血糖控制得仍不理想,主要原因是胰岛β细胞分泌胰岛素功能进行性衰退和外周组织对胰岛素的敏感性降低。还有一种情况称为"假性口服降糖药失效"。有些患者服用足量的降糖血糖仍控制不好,原因在于饮食控制不严、运动过少、腹泻致使药物吸收不良、药物用法不当或同时应用对抗胰岛素作用的药物等。但在消除这些干扰因素之后,药效可以重新恢复,故不是真正的失效。在消除各种因素的影响后,如果确定失效,可改用其他的降糖药物或及早使用胰岛素治疗。

2.25 注射胰岛素后是否会有依赖性,再换用其他药物就会无效?

对胰岛素是否会"依赖",取决于病情,胰岛细胞功能恢复的程度。1型糖尿病患者由于胰岛素绝对缺乏,需要终身使用胰岛素。2型糖尿病患者在使用胰岛素治疗中,自身胰岛细胞的负担就会减轻,从而得到休息和恢复的机会。胰岛素治疗能够补充自身胰岛素的不足,使血糖下降,解除高血糖对胰岛β细胞的抑制,有利于β细胞功能的尽早恢复,增加自身胰岛素的分泌,当自身胰岛素增加了,注射的胰岛素可能逐步地减下来。如果患者每天使用胰岛素剂量逐渐减少,血糖仍能控制在理想水平,最终有可能撤除胰岛素,改为口服降糖药治疗。如果以血糖控制为基准,每日胰岛素用量不能逐渐减少,或有较严重的糖尿病慢性并发症,就不能撤除胰岛素治疗。

2.26　长期服用降糖药是否要监测肝、肾功能？

大多数药物都在肝脏代谢，由肾脏排泄；而有些药物可直接经肾脏由尿液排出体外，一些药物可能造成肝、肾功能损害。对于肝肾功能正常的患者来说，只要不是长期过量地服用降糖药物，就是相对安全的，但仍需监测肝肾功能。对于肝肾功能不全的患者，由于药物排泄受到障碍，肝肾负担加重，会影响其功能，药物应慎用，且更需定期监测肝肾功能指标。一些糖尿病患者可能在服用降糖药期间发生肾功能减退，这往往是糖尿病本身所致，跟糖尿病病程长及血糖、血压控制不良等有关。对糖尿病患者来说，高血糖对肝、肾功能的损害要远远大于降糖药的不良反应。只要能控制好血糖，肝、肾就能得到保护。因此，在医生的指导下正规服药，定期监测肝、肾功能，降糖药就可以长期使用。

2.27　口服降糖药有哪些副作用？哪些类型药物较适合老年糖尿病患者使用？

口服降糖药可分为不同的种类，共同的副作用是可引起低血糖。除此之外，双胍类药物可出现胃肠道反应、皮肤过敏、乳酸性酸中毒（最严重的副作用）等；磺脲类药物可出现体重增加、肝功能损害、皮肤过敏、粒细胞缺乏、增加心血管风险等；罗格列酮、吡格列酮不适用于水肿、体重增加、有心脏病、心力衰竭倾向或肝病者；α-葡萄糖苷酶抑制剂可有胃肠道反应。DPP-4抑制剂，如磷酸西格列汀，可出现肝酶升高、过敏反应等。

适用于老年糖尿病患者的降糖药物有很多，例如格列奈类药物，瑞格列奈（诺和龙）、那格列奈（唐力）；第二代磺脲类药物中的短效药如格列吡嗪（优哒灵、瑞易宁）、格列喹酮（糖适平）；双胍类药物如二甲双胍缓释片（格华止）；α-葡萄糖苷酶抑制剂如拜糖平。长效的格列本脲（优降糖）不适合老年人服用。

2.28 如何正确注射胰岛素？

不同注射部位对胰岛素吸收速度快慢不同（腹部＞手臂＞臀部＞大腿）。反复在同一部位注射胰岛素会导致该部位皮下脂肪萎缩，所以要注意注射部位的轮换。每次一"小轮转"：每周在同一注射区域内顺时针轮转注射，且相邻两次注射点之间应间隔至少3厘米；同一注射点的注射时间应间隔至少1个月。每周一"大轮转"：将注射部位四等分（每侧手臂、臀部、大腿注射部位二等分），按顺时针方向每周选择一个等分区域注射。注射前清洁双手。注射时胰岛素的温度应接近室温。注射混悬型胰岛素时，需充分混匀。注射前需排净药液和针头中的气体。注射部位皮肤应无感染、损伤、脂肪萎缩。用酒精消毒注射部位，待皮肤上的酒精完全挥发后再进行注射。捏起皮肤，使针头与皮肤呈90度或45度角快速进针。完成注射时，应等待至少6秒后再将针头拔出，以避免漏液现象的发生。

2.29 如何正确地保存胰岛素？

未开封的胰岛素需冷藏：未开封胰岛素或胰岛素笔芯，应盒装储存于2~8℃冰箱内，而且需与冰箱内壁间隔1~2厘米，才能达到外包装上标注的保质期限。如果需要长途携带，可将胰岛素装在专用的盒子里，到达目的地后再放入冷藏箱中。乘飞机旅行时，胰岛素应置于随身携带，千万不可随行李托运，外界温度过低会使胰岛素变性。

已开封的胰岛素可以室温保存：室温（不超过25℃）存放即可，不必再放入冰箱冷藏，28天内使用是安全有效的，但应在1个月内尽快用完，因为随着存放时间的延长，药效呈下降趋势。

2.30　老年糖尿病患者为什么要注意控制血压、血脂？

糖尿病的慢性并发症可遍及全身各重要器官，大多数患者死于心、脑血管动脉粥样硬化或糖尿病肾病。与非糖尿病患者群相比，糖尿病患者心血管病的死亡率增加1.5~4.5倍。糖尿病肾病是致死性肾病的第一或第二位原因。长期高血压可引起心脏功能减退，引起动脉粥样硬化；使脑血管发生缺血与变性，从而发生脑出血；促使脑动脉粥样硬化，粥样斑块破裂可并发脑血栓形成；引起慢性肾衰竭，尤其在合并糖尿病时。血脂代谢异常是动脉粥样硬化最重要的危险因素。多数糖尿病合并高血压、血脂异常患者，往往同时有肥胖和较严重的靶器官损害，属于心血管危险的高危群体，约80%的患者死于心、脑血管病。高血压、高血脂都是促使糖尿病并发症产生和加重的不利因素。为了减少并发症的发生，提高生活质量，必须在控制血糖的同时控制血压和血脂。

2.31　"我有甲状腺" 这句话对吗？

不少人在告诉以往的疾病时常说"我有甲状腺"，这是不正确的。甲状腺是人体内最重要的内分泌腺之一，位于人体颈前下部，分为梨形的左、右两叶,中间以峡部相连,看起来呈"H"形,犹如一只蝴蝶。甲状腺分泌的甲状腺激素对调节控制生长发育、机体的代谢、乃至生存都是必不可少的。因此就像人人都有眼睛、鼻子一样,甲状腺也是人人皆有的。人们的眼睛、鼻子可以出现各种疾病,例如结膜炎、慢性鼻炎等,同样甲状腺也可以产生疾病,例如甲亢、甲减、甲状腺炎等就是不同的甲状腺疾病。就像在描述眼睛、鼻子的疾病时,你不可能说"我有眼睛、鼻子",在描述甲状腺疾病时,如果说"我有甲状腺",显然是错误的,应该进一步说明是甲状腺的哪一种疾病。

2.32　什么是自身免疫性疾病?

人体有一套完整的免疫系统,保护机体尽量不受自然界的侵害。例如,当病毒、细菌等致病微生物从外界侵入机体后,机体就会调动各种免疫功能来消灭入侵的微生物。如果致病微生物毒力小,或者人体的抵抗力比较强,人体就能免除疾病,相反,如果致病微生物毒力强,而人体的抵抗力比较弱,人就会生病。

人体的免疫系统除了具有对外免疫防御、免疫调节之外,还有机体内部的免疫监视功能。正常的组织细胞都被免疫系统视为自己的部分而加以保护,而衰老、退化的组织细胞则被免疫系统视为异己部分加以清除。一旦机体某个器官组织由于先天性或后天性因素发生变化,而免疫功能发生异常、紊乱,免疫系统则会"敌我不分",将该器官正常组织视为异己部分,从而对它发起进攻,真是所谓"大水冲了龙王庙,一家人不认一家人",由此导致自身的损害所引起的疾病即称为"自身免疫性疾病"。

2.33 甲亢是自身免疫性疾病吗？

甲亢是一种自身免疫性疾病，它的发生是由于自身免疫异常导致的甲状腺的改变。这种免疫系统的异常包括细胞免疫和体液免疫两方面。细胞免疫是由T细胞产生的相应抗体发挥作用；体液免疫是由B细胞产生的相应抗体发挥作用。在某些情况下，由于执行细胞免疫的T细胞功能降低，无法完成免疫监护和调节的重任，当遭受精神刺激、感染等身心创伤时，体内免疫稳定性被破坏，结果使产生甲状腺刺激性抗体的淋巴细胞增生，在具有增强免疫反应的淋巴细胞的辅助下，分泌大量的甲状腺刺激性抗体而导致甲亢。调查发现，不少甲亢患者曾有过精神方面的刺激，结果导致发病或者病情加重。比较经典事例是第二次世界大战期间，甲亢患者明显增加，战后其发病率又恢复至战前水平。近年的海湾战争、伊拉克战争中，人们在炮火硝烟中生活，甲亢的发病率明显增高。

2.34 甲亢会遗传吗？

甲亢的发生确实存在遗传因素，但遗传方式尚未肯定。格雷夫斯病引起的甲亢在同卵双胞胎间的发生率明显增高。临床上常见一个家族中可以有多个甲亢患者。例如，母亲有甲亢，其女儿在步入青春期后也患了甲亢，或者几个姐妹都先后得了甲亢。这些有遗传背景的人，在某些因素的作用下，如某些细菌感染、精神紧张、压力过大、过度劳累，短期内摄入大量的碘，甚至是多胎妊娠，都可能诱发甲亢的发病。

2.35　甲亢对人体有哪些危害?

甲亢是甲状腺产生了过多的甲状腺激素造成的,由于甲状腺激素对机体的作用广泛,故而带来的影响也是方方面面。由于甲状腺激素分泌过多,产热量增加,体温偏高,怕热,多汗。由于蛋白质,尤其是骨骼肌的蛋白质大量分解,肌肉组织大量消耗,常常感到疲乏无力。对神经系统的影响表现为兴奋性明显增高,出现多愁善感、喜怒无常、失眠多梦、注意力不易集中和肌肉颤动。心血管系统则常出现心动过速、心肌肥大、心率失常,严重时,因心肌过度劳累而导致心力衰竭。消化系统则会有食欲亢进,大便次数增多或腹泻,但在年纪较大的老年人中,则可以表现为食欲减退。可以有眼球突出,眼睑肿胀,眼部疼痛,视力下降。甲亢如果得不到及时的诊断和治疗,不仅大大地影响患者的工作和生活,长久以往还可能出现一些难以治疗的并发症,例如并发甲亢性心脏病、糖尿病、甲亢肌病、甲状腺危象等。这些并发症严重时可能会危及生命。

2.36　粗脖子的人都是甲亢吗?

甲状腺长于颈部的前下方。甲状腺增大,颈部就会增粗。但是,有脖子增粗,甲状腺肿大的人,并不一定是甲亢。在缺碘地区,很多人尤其是在青春发育期、妊娠期的女性,常见到有甲状腺肿大,但她们的甲状腺功能正常,称为"缺碘性(地方性)甲状腺肿"、"单纯性甲状腺肿",并不是甲亢。只有当患者血液中甲状腺激素水平增加,甲状腺功能增高时才是甲亢。有些甲状腺肿大患者,非但没有甲亢,反而表现的是甲状腺功能减低。另一方面,引起甲亢的原因很多。

通常，如果疾病部位在甲状腺本身，这种甲亢患者的甲状腺会出现肿大。由脑垂体肿瘤，碘摄入过多，或因某种原因多用了甲状腺激素等引起的甲亢，患者的甲状腺是不增大的。

2.37 甲亢时眼睛会发生哪些变化？

得了甲亢，不少人眼睛会有一些很轻微的变化，有的会有明显的异常。眼球突出的症状有时会在甲亢发生前出现，有的患者甚至在甲亢病情已被控制稳定后才出现。甲亢时常见的眼部异常表现有：① 眼球突出：严重者可双眼突出犹如一对"铜铃"。② 下视露白：由于上眼睑（眼皮）移动滞缓，向下看时上眼睑不能及时随眼球向下移动，可在角膜上缘看到白色巩膜。③ 上眼睑挛缩：上眼睑好像被拉起来，使眼裂增宽。严重的患者会出现眼睑不能够完全闭合，发生"睁眼睡觉"的尴尬现象。由于结膜、角膜外露而引起充血、水肿、角膜溃疡等。重者可出现全眼球炎，甚至失明。④ 凝视：由于瞬目减少和眼球突出，导致凝视。⑤ 惊恐眼神。⑥ 向上看时，前额皮肤不能皱起。⑦ 内聚失常：正常人看近处的物体时，两眼球迅速出现内聚。甲亢时两眼内聚功能减退或不能内聚。这些异常使患者常常出现明显畏光、流泪、复视、巩膜和结膜充血、水肿、眼球活动障碍等症状。

2.38 诊断甲亢的依据是什么？

诊断甲亢主要根据患者的症状，体征和实验室检查，同时要注意与其他疾病进行鉴别。甲亢的症状包括由甲状腺激素分泌过多引起的一系列表现，例如怕热、多汗、消瘦、乏力、心悸、手抖等。可以有甲状腺肿大，突眼等甲亢的特异性体征。验室检查包括测定甲状腺激素,甲状腺特异性自身抗体,甲状腺摄碘(^{131}I)率和甲状腺B超、CT等。其中血液中甲状腺激素水平的检测,是最常用的、也是最直接的手段详见P14。诊断甲亢时还需要与单纯性甲状腺肿,神经官能症,亚急性甲状腺炎和桥本甲状腺炎相鉴别。

2.39 治疗甲亢有些什么方案？特点如何？

甲亢的治疗包括一般的基础治疗和专门针对甲亢本身的特殊治疗。一般治疗包括适当休息,给予高热量、低碘、含有丰富维生素的饮食等。甲亢的特殊治疗可分为三种。一种是内科药物治疗,即通过长期服用抗甲状腺药物来治疗甲亢,所说的长期,就是在医生指导下,至少要连续用药1~2年以上。所用的抗甲状腺药物,常用是甲巯咪唑或丙硫氧嘧啶。这类药物可以抑制甲状腺激素的合成,从而达到治疗目的。另一种方法是用放射性碘治疗,即给予患者一次口服一定剂量的放射性核素(同位素)碘,这种具有放射性的碘被服用以后,可以迅速进入甲状腺,使功能亢进的甲状腺组织受到一定程度的破坏,达到治疗的目的。第三种是外科手术治疗,把功能亢进的甲状腺大部分切除掉,达到治疗目的。

三种方法各有优缺点。一般来说,内科药物治疗适用的人群广泛,只要无药物过敏等情况,均可采用。最大的优点是比较安全,不会发生永久性甲减。但治疗所需要的时间比较长,治疗后容易复发。放射性碘治疗容易出现永久性甲减,从一个极端走向另外一个极端。此外,儿童、孕妇等不宜采用。手术治疗要求患者甲状腺相对较大,而且一般健康情况较好,能够耐受手术。采用后两种方法还要求实施治疗的医院有一定的仪器设备和技术条件。

2.40 甲亢患者如何选择治疗方案？

由于甲亢的治疗方法有内科药物治疗、放射性碘治疗和外科手术治疗三种，确诊甲亢以后，患者应该和医生一起讨论商量，选择其中一种适合自己的治疗方法。有些人常常会听非专业人士张三怎么说，李四怎么讲，从而左右自己的治疗选择。实际上，治疗方案的确定，要考虑多方面的因素。如疾病本身的严重程度，患者的具体情况，医生的诊疗技术，现有的医疗条件，家庭、社会和周围环境等。通常医生根据每个患者的不同情况，向患者说明每种治疗方法的优点和缺点，提出初步的治疗意见，征得患者的同意，最后定下治疗方案。一般而言，患者对于疾病发生发展过程的有关知识是不及医生清楚的，因此应该更多地听听医生的意见，这是有益的。此时，千万不要"主意太大"、自作主张。一旦定下治疗方案后，患者应该尽可能地积极配合，使治疗方案得以顺利地进行，最终获得较为满意的结果。

2.41 应该选用哪种抗甲状腺药治疗甲亢？

目前使用的抗甲状腺药物包括咪唑类的甲巯咪唑，或硫脲类的丙硫氧嘧啶，它们都能阻止甲状腺激素的产生。由于各地区、各医院以及各个医生之间，治疗习惯的不同，药物来源情况的差别等，可能会选用其中的任意一种。如果患者对其中某一种药物有不良反应，则会选用另外一种。

事实上这些药物在作用上仍有差异。例如，丙硫氧嘧啶可以抑制T_4在周围组织中转变为作用更强的T_3。在出现甲亢危象这种紧急情况时，利用丙硫氧嘧啶这种药物独特的作用，效果会更好。另外，如果甲亢患者怀孕了，由于丙硫氧嘧啶通过胎盘量较少，对胎儿的影响相对较少，故在甲亢合并妊娠早期阶段应选用丙硫氧嘧啶。另一方面，发生甲亢的主要原因之一，是机体产生了对健康不利的自身免疫反应，血液中会出现一些自身抗体。而甲巯咪唑能够较好地抑制这种自身免疫反应，降低血液中自身抗体的水平。这种作用应该说是对甲亢进行了更好的病因治疗，更有利于甲亢的控制。

但是，近年发现使用丙硫氧嘧啶更容易发生肝损伤。美国食品药品管理局（FDA）和甲状腺学会相继发布警告、指南，要求甲亢患者首先选择用甲巯咪唑治疗，只有在对甲巯咪唑过敏、妊娠早期、甲亢危象时才选择丙硫氧嘧啶治疗。由此可见，选择哪一种抗甲状腺药物，应该听从医生的指导。

2.42 服抗甲状腺药物会伤害身体吗?

大多数药物进入人体以后，都在肝脏里代谢，然后经肾脏排出体外，抗甲状腺药也不例外。在长期用药期间，尤其是刚开始治疗时，抗甲状腺药物的用量较大，一定要注意经常检查肝脏功能。服用抗甲状腺药物时引起的肾脏损害，临床上不多见。

用抗甲状腺药物治疗过程中，另一个不良反应就是对血液系统的影响，引起白细胞减少较多见，最严重的是导致白细胞缺乏。这种对白细胞的影响通常在用药以后的1~3个月内最突出，但是也可见于服药后的任何时期。所以，长期服药的患者，尤其是在治疗的最初阶段，应该定期检查血液中白细胞的变化，并根据情况及时处理。

大约有5%的患者会出现皮肤痒，出疹子等。这种表现有的人较轻，有的人较严重。使用一些抗过敏的药物，或改用其他的抗甲状腺药物后，情况就会缓解。

总之，只要严格正规地按医嘱服药，密切观察，长期使用抗甲状腺药，是安全的，不会对患者的身体造成损害。

2.43 治疗甲亢时为什么要加用甲状腺素？

用抗甲状腺药物治疗甲亢时，对于是否同时用甲状腺素，仍有不同的看法。有人认为，甲亢患者在用抗甲状腺药物治疗期间，加用甲状腺激素与不加用甲状腺激素的患者相比，其最终的治疗效果没有明显的差别，因此主张不用。而另一些人则认为在甲亢症状基本控制，进入减药期时，为防止出现药物性甲减，让患者有一个较长的治疗期，减少停药后的复发等，应该同时合用小剂量的甲状腺激素，尤其是存在下面几种情况时：① 有明显的突眼；② 在抗甲状腺药物治疗前或者治疗期间，脖子很粗，甲状腺明显增大；③ 在用抗甲状腺药物中，出现了临床或者亚临床的甲状腺功能减低的临床表现或者检查结果；④ 处于生长发育期的儿童及青少年；⑤ 治疗中不能及时随访者。

2.44 甲亢时服用普萘洛尔有什么治疗益处？

普萘洛尔（心得安）属于一种β-阻滞剂，是治疗心血管系统疾病的常用药物。甲亢时患者常有心跳快，心悸气短等症状，服用普萘洛尔，可以减慢心率、降低心输出量，使这些症状得到缓解。采用其他一些β-受体阻滞剂，如美托洛克，同样可以达到和普萘洛尔类似的效果。此外,普萘洛尔还有一种其他β-受体阻滞剂所没有的独特作用,即可以抑制甲状腺素（T_4）在周围组织中转变为三碘甲状腺原氨酸（T_3）。虽然T_4和T_3都是体内主要的具有生物学作用的甲状腺激素,但T_3的生物学作用远远比T_4强大。正常情况下,血液中的T_4主要由甲状腺所分泌,T_3则主要由T_4在周围组织中经过脱碘作用转变而来。也就是说,服用普萘洛尔不仅可以有效地缓解甲亢时的心血管系统症状,还可以通过抑制T_3的生成,控制甲亢的病情。因此20世纪80年代以后,普萘洛尔就作为一种有效的辅助药物,广泛用于甲亢的治疗。但需要注意的是,如果患者有哮喘病史,则不能用普萘洛尔,因为它可以使哮喘加重。

2.45 甲亢复发后应选择哪种治疗方法?

甲亢治疗后复发是指经过系统的抗甲状腺药物、外科手术或者放射性碘治疗之后,症状消失,停止治疗半年以上,甲亢症状又再度出现。此时,选择何种治疗方法? 虽然没有一个完全统一的固定不变的条例,但还是有一定原则可遵循的。

如果原来采用长期药物治疗,复发以后仍可再次选用抗甲状腺药物治疗,也可采用外科手术,或者放射性碘治疗。而原来采用手术治疗的患者,复发后应首选内科药物治疗,其次是放射性碘治疗,一般不再用手术治疗。而原来用的是放射性碘治疗的患者,复发后可再用一次放射性碘治疗或者内科药物治疗,一般很少采用手术治疗。当然,前面提到的这些治疗方法的互换,只是一种原则性的做法。对每个患者来说,还要结合具体的情况来进行处理。

2.46 甲亢患者应该定期到医院就诊吗?

甲亢患者长期采用抗甲状腺药物治疗期间,应在医生指导下用药。但有的患者认为所用的药我自己都知道,只要去药房配点药就行了,不用去看医生,这实际是不对的。

甲亢患者在服药后,有可能出现药物反应,明显的药物副反应像皮疹、瘙痒,容易察觉,也有些反应在早期没有任何表现,也没有任何感觉。这时,只有定期去找医生检查,才能够得到明确的诊断和恰当的处理。还有,在服药过程中,需要在不同的治疗期,调整合适的药物剂量,不去看医生、做相应的检查,就不易做好药物的调整。

另一方面,患者自己通常对甲亢的治疗,缺少全面系统的知识,难于对自己的病情作恰当的估价,容易看得过重或过轻。正是由于这些原因,切记不要"跟着感觉走"。要想成功地治好甲亢,医生细心的指导和患者密切的配合是必不可少的。

因此,甲亢患者在接受药物治疗期间,甚至是成功治疗停药后的一段时间内,都应该定期到医院就诊。

2.47 甲亢患者在用抗甲状腺药物治疗期间为什么要经常查白细胞?

目前治疗甲亢的药物,存在的药物不良反应之一就是对患者的血液系统产生影响,常出现的问题是用药以后白细胞会减少。白细胞是机体抵抗外来的细菌、病毒等有害微生物,减少感染性疾病发生的重要防线。如果所用的药物对患者的血液系统产生了影响,出现白细胞减少若不及时处理,给身体健康带来较为严重的影响,导致严重的感染,有可能危及患者的生命。正是由于这个原因,当甲亢患者服用抗甲状腺药物时,尤其服药量较大时,必须定期去医院作白细胞检查。由于白细胞降低,常常会导致出现感染,如上呼吸道的感染,患者可有嗓子疼(咽炎)、发烧等症状,如有这种情况发生,应该立即停用抗甲状腺药物,尽快去看病,以便能够得到及时的治疗。

2.48 甲亢患者如何进行生活调理?

甲亢的治疗不仅靠药物,还包括适当的生活调理,以下几点需要注意。

(1)要有合理的起居:注意适当休息,因为甲亢消耗的能量很大,如果不适当减少工作或活动量,就会进一步加重身体的负担。所说的休息,应该包括体力和脑力两个方面,但并不需要长时间卧床休息。在病情还没有得到控制以前,不能干重体力活。持久的脑力活动,也应当避免,因为情绪紧张,工作压力大,使甲亢病情不容易控制。

(2)宜高热量、低碘饮食:得了甲亢以后,由于机体新陈代谢较旺盛,能量消耗较多,应当注意选择营养较为丰富的食物,才能有利于病情的恢复。通常应该选择高热量、高蛋白质、高维生素的饮食,比如可以多吃些瘦肉、河鱼、鸡、鸭和蛋等热量、蛋白质含量较高的食物;适当增加米饭、面条等碳水化合物的摄入;注意吃些水果以及各种新鲜蔬菜,以补充维生素等的消耗。同时还要避免吃海鱼、虾等海产品和含碘量较高的食物,注意少吃卷心菜、大豆及制品,因为卷心菜中含有可引起甲状腺肿大的物质,而大豆含有黄酮类物质,有可能导致甲状腺肿大。

（3）避免剧烈运动:甲亢病情未得到控制时,机体组织的代谢常处于负平衡,分解代谢常大于合成代谢,此时应当避免剧烈的体力活动。

（4）勿吸烟、少饮酒:吸烟会使突眼加重。烟和酒也会对身体产生明显的兴奋、刺激作用,所以在吸烟、饮酒后,患者会出现心率加快、手抖加重等现象,使甲亢症状加重。

2.49 甲亢不治疗会自然好转吗?

常言道"是药三分毒",因此有的人得了甲亢后不愿意接受治疗,认为通过休息、锻炼可以将甲亢治好。那么,甲亢不治疗能够自然好转吗?

引起甲亢的原因有很多种。如亚急性甲状腺炎、产后甲状腺炎（常发生在分娩以后）在疾病的早期,可出现甲亢的症状。这种甲亢,大多数症状较轻,可以自然好转。又如由于用了过多的甲状腺激素引起的医源性甲亢,只要停止服用甲状腺激素一段时间以后,就可以自然消退,甲亢表现自然消失。然而对于临床上最常见的一些甲亢类型,如弥漫性甲状腺肿伴甲亢、多结节性毒性甲状腺肿,以及毒性甲状腺腺瘤等,发病以后如果不积极治疗,通常是不会自行治愈的。当然也有个别患者病情较轻,虽然没有进行特殊的治疗,病情也逐渐减轻或者消失了。但绝大多数甲亢,如果不及时进行治疗,其非但不会自然好转,随着日久天长,病情会逐渐加重,有可能会引起心脏、眼睛、肌肉骨骼、糖代谢异常等许多方面的并发症,严重的甚至可能发生甲亢危象,甚至会有生命危险。所以,得了甲亢后必须进行治疗,不治疗不行。

2.50　甲亢能完全治好吗?

甲亢是一种常见的疾病。多数甲亢患者经过治疗后,完全可以做到临床治愈。但也有一些患者,甲亢治疗好后还可能复发。对于这种复发的患者,可以再度用原来的方法,或更换另外的方法进行治疗,甲亢仍然会得到满意的控制。

少数甲亢患者可以有多次病情的复发,但即使是多次复发的病例,只要认真对待,最终也会治好。有人说得了甲亢需要终身服药,或认为甲亢不可能治好,对绝大多数甲亢患者来说,这些说法是不对的,缺乏科学根据。

2.51　甲亢突眼能恢复吗?

甲亢突眼是一种自身免疫性甲状腺疾病,临床上根据其严重程度不同,突眼既可以是甲亢的一种表现,也可以是甲亢的严重并发症。在甲亢的治疗中,首先得到控制的是血液中的甲状腺激素,随后才是突眼的控制。因此在临床上常常见到许多患者经过一段时间的治疗后,血液甲状腺激素的化验结果都已经正常,但突眼并没有恢复正常,后者常常需要明显长得多的治疗时间。

事实上甲亢突眼,尤其是严重突眼的治疗依然是目前医学上的难题。为了控制突眼的进展,可以采用一些药物,如皮质激素(包括口服、静脉注射和局部给药),还可以采用照射、手术等不同的治疗方法。这些措施依据病情、不同的阶段分别采用,从而达到阻断突眼的活动、进展,最终实现恢复的目的。但是这些治疗措施并不是百分之百的对所有患者都有效,需要根据不同病情进行选择。

总之，多数甲亢突眼经过长期综合治疗，最终可以实现病情恢复。

2.52 怕冷、皮肤干燥、便秘、反应迟钝可能是甲减

甲减是由于甲状腺激素分泌不足所致。老年人甲减起病缓慢、隐匿，易被忽略而漏诊、误诊，一旦出现下述症状时，千万不能麻痹大意：

（1）怕冷：很多老年人常常会出现怕冷、手脚冰凉的现象，这时候切莫大意，甲减患者就可能隐藏在这部分人群中。为适应气候环境的变化，正常人可以通过适当提高甲状腺激素的分泌量，以维持体温，而甲减患者的调节能力差，不能够满足这种对甲状腺激素需求量的增加，就会出现怕冷。

（2）皮肤干燥：老年人常有皮肤干燥瘙痒，别以为只是简单的皮肤病。事实上，甲减患者约19%有皮肤干燥瘙痒症状。当皮肤干燥，伴有面色苍白或者蜡黄，有贫血貌时，就要及时到医院检查，看是否患上了甲减。

（3）便秘：老年人常有便秘，但有些便秘可能是由甲减引起的。甲减时胃肠蠕动功能减弱，出现大便干结、便秘等症状。

（4）反应迟钝：老年人随着年龄增加，往往会变得行动迟缓、少言懒语、对事物失去兴趣，甚至反应迟钝、记忆力变差等。如果老年人短期内出现明显衰老、记忆力衰退、反应迟钝、对周围的事物失去兴趣，要警惕是否患上了甲减。

患者一旦有这些表现，要及时到医院抽血进行甲状腺功能检查，以便得到早期的确诊，及时治疗。

2.53 老年甲减患者应警惕合并冠心病

老年甲减患者血脂常会紊乱,容易有动脉粥样硬化症,这些病变若发生在营养心肌的冠状动脉,病变到一定程度就会发生冠心病,而且甲减治疗不理想对心脏影响非常大,所以老年甲减患者应特别警惕冠心病。平时应定期检查心脏,若生活中出现胸闷、胸痛,应及时就诊。当然有时冠心病症状很隐匿,有的误认为胃病,有的误认为背痛,可谓五花八门,在定期随诊的时候,患者应仔细回忆这段时间以来机体各方面的变化,以便让医师能全面、深入地掌握你的病情,及时正确地对此做出判断。

2.54 甲减可以引起心肺功能不全吗?

老年人常有胸闷气促、下肢水肿,尤其在爬楼梯等活动量较大的运动时出现,这些都提示心肺功能不全。有的患者经常在心内科、呼吸科等专科就诊,但是用药后往往效果不理想,病情常有反复,这种情况下应该考虑到甲减的可能,因为甲减患者容易有心力衰竭、呼吸功能减退。也有的甲减患者,在诊断明确并进行甲状腺素替代治疗的过程中,还不时出现胸闷、爬楼梯气促的表现,这种情况也应引起重视,可能存在治疗不到位,或者治疗剂量不对,因为甲减治疗不到位同样也会引起心肺功能的变化。甲减对身体的影响是多方面的,生活中应随时随地注意自己的身体变化,定期到医院就诊,做到全方位战胜甲减。

2.55　甲减在老年人中常见吗?

研究发现,甲减的发生率随年龄增长而上升,尤其是在40岁以上的成人中。这种变化在女性中更明显,成年女性中甲减的发病率大约为1%,而60岁以上老年妇女甲减发生率可达4%。英国的一项调查发现70岁以上的老年妇女中,1/3有甲减。

老年人的衰老伴随甲状腺体积缩小、重量减轻。甲状腺功能随年龄增长而降低,表现为:① 甲状腺内碘浓度随年龄增长而降低;② 甲状腺激素的合成和降解速度随年龄增长而降低;③ 基础代谢率降低;④ 如居住在缺碘地区又未实施补碘干预,可使中老年人长期存在隐匿型或亚临床型甲状腺功能减退症。另外,老年甲减患者中慢性淋巴细胞性甲状腺炎也较常见,也有一些老年人有甲状腺手术或放射性核素治疗病史,甲减的发生率随随访的时间延长而增加,也就是说,年龄越大,患甲减的可能性就越大。

2.56　怎样早期发现甲减?

甲减的发病率较高,但是有很大一部分甲减患者隐匿在普通人群中,这些人或是本身症状不明显,或是有症状但不典型,在心内科或消化科或神经科就诊,而忽视了患甲状腺疾病的可能性。

缺碘地区,孕妇及新生儿应进行甲减筛查,可早期发现或预防先天性甲减的发生。对于既往有甲状腺手术治疗或同位素治疗史的人群,应该在进行手术或同位素治疗前即告知甲减的可能性,要求他们在术后或同位素治疗后定期复查甲状腺功能,并且告知在出现乏力、便秘、水肿等时应立即就诊,检测甲状腺功能。已经患有自身免疫疾病如1型糖尿病、类风湿性关节炎、强直性脊柱炎等的患者更应该定期检测甲状腺功能。老年人尤其是女性,有饭量不大而体重增加、怕冷、便秘、音哑、记忆力减退或贫血等,均应考虑甲减的可能性。

2.57 甲减需要住院治疗吗?

甲减是临床上的常见疾病,在诊断后,是否需要住院治疗,应该按照病情的严重程度区别对待。一般来说,轻度甲减患者,不需要住院治疗,在家按时服药,定期到门诊就诊即可。但是对于重度甲减,例如重度黏液性水肿甚至昏迷患者必须住院观察治疗。此类患者有精神神经系统症状,如嗜睡、木僵、痴呆、昏睡、小脑综合征,可伴有心血管系统症状,如心率过慢、心包积液、心绞痛,或者可伴有消化系统症状,如腹胀、便秘,甚至出现巨结肠症或麻痹性肠梗阻。一般重度甲减常见于老年人,长期未获得治疗者,大多在冬季寒冷时发病,受寒和感染是最常见的诱因,其他如创伤、手术、麻醉、使用镇静剂等均可促发。最严重者可出现昏迷、反射消失、体温低于33℃、呼吸浅慢、心率缓慢、心音微弱、血压降低、休克,同时伴发心肾衰竭,威胁生命。

2.58 治疗甲减的药物有哪些?

目前市场上用于治疗甲减的药物主要包括从动物甲状腺中获得含甲状腺激素的生物制剂和人工合成的甲状腺激素。具体如下:

(1)甲状腺片:含有T_3和T_4两种甲状腺激素,是生物制剂,受取材动物的种类、食物中含碘量和季节等因素变化,且工艺粗糙、理化性质不稳定,目前已趋不用。

（2）左旋–甲状腺素钠（L–T_4）：是人工合成的甲状腺素（T_4），口服后在体内可转变为T_3，其半衰期时间长。通常T_4按每日1次给予，在清晨空腹状态时服用。其是目前最常用的治疗甲减的药物。

（3）三碘甲状腺原氨酸（T_3）：也是人工合成的制剂，T_3的作用比T_4和干甲状腺制剂快而强，但作用时间较短，作为替代治疗时，常常需要每日3次服药。由于其在血液中的半衰期较短，存在血液中药物浓度波动等问题，一般不用来进行常规的替代治疗。

（4）T_4和T_3的混合制剂：T_4和T_3按4∶1的比例配成合剂或片剂，其优点是有近似内源性甲状腺激素的作用。

2.59　甲减替代治疗时需要注意什么事项？

首先要注意治疗药物的类型。一般来说，在治疗甲减的药物中，人工合成的左甲状腺素（L–T_4）较好，是长期替代治疗的理想药物。其口服吸收稳定，半寿期长，给药后可稳定提高血清T_4水平，而且在外周组织中，T_4可进一步转化为T_3发挥作用。而人工合成的T_3不作为长期单独替代治疗的药物。动物甲状腺干粉制剂所含有的T_3和T_4量不恒定，目前趋于不推荐使用。

其次，要注意患者年龄、有无基础疾病。例如，对于年龄较轻、不伴有心脏病患者，初始剂量可略偏大，剂量递增也可较快。而对于老年患者，剂量应酌情减少，剂量递增应该较慢。对于伴有冠心病或其他心脏病史以及有精神症状者，甲状腺激素更应从小剂量开始，并应更缓慢递增。如治疗中出现心绞痛发作，心律不齐或精神症状，应及时减量或停药。垂体前叶功能减退且病情较重者，为防止发生肾上腺皮质机能不全，甲状腺激素的治疗应在皮质激素替代治疗后开始。周围型甲减治疗较困难，可试用较大剂量T_3。甲减伴有贫血的患者,应给予铁剂、叶酸、维生素B_{12}或肝制剂。

由于血清T_3、T_4浓度的正常范围较大,甲减患者的病情轻重不一,对甲状腺激素的需求及敏感性也不一致,故治疗中应个体化。

2.60 亚临床甲减是否需要治疗?

亚临床甲状腺功能减退症(简称为亚临床甲减)又可称为轻微甲减,此时患者几乎没有什么症状,化验检查血清甲状腺激素正常,但促甲状腺激素(TSH)升高而诊断。亚临床甲减多见于老年女性,尤其是患桥本甲状腺炎妇女,发病率达15%。由于患者通常没有明显的症状,是否应该进行替代治疗目前还没有统一的认识。但大家一致认为,所有亚临床甲减患者应测定血清过氧化物酶抗体,如果抗体阳性,主张用L–T_4替代治疗,因为这种情况有较大的发展成明显甲状腺功能减退的危险;如抗体阴性,关于L–T_4治疗有诸多争论。但即使没有甲状腺功能减退症状,如既往有甲状腺手术治疗或放射性核素治疗病史的,还是主张治疗,至少应密切随访,以确定是否会发展成较严重的甲状腺功能减退。目前认为,如果TSH > 10 mU/L,均应该治疗。如果TSH < 10 mU/L,但有甲状腺肿、TPOAb阳性等则应进行治疗。

2.61 老年人甲减应该怎样服用替代治疗的甲状腺素?

老年人大多有胃肠道功能欠佳和心脏功能减退的情况,应该注意从小剂量开始、缓慢增加剂量。如果快速地大剂量地给予甲状腺激素,那么很容易增加胃肠道不适和心肌的需氧量,加重心脏的负担,甚至诱发心力衰竭。甲状腺素的服药时间应在早晨空腹,可一次性服用一天的药物，如果有胃肠道不舒适的情况，也可随餐或早餐后服用。但是若患者并存有较严重的心脏病史，或有的患者一次性服用一天的药物后出现心慌、手抖等不舒服的感觉，那么可以将一天的量分开服用，一般情况可分别在早餐前和晚餐前服用，但是尽量不要放在睡前服用，因为甲减替代药物有兴奋作用，会影响睡眠。记住尽量选择在同一时间、同一状态下服药。有些食物或药物会影响药物的吸收，如豆制品、钙剂、铁剂及一些抗酸、保护胃黏膜的胃药，所以应尽量避免将上述食物或药物与甲状腺素在同一时间服用。

2.62　甲状腺炎有哪些类型？

甲状腺炎在临床上很常见，可以分为急性、亚急性和慢性甲状腺炎三种类型，从病因学上来说三者完全不同。

（1）急性甲状腺炎：主要是由于细菌感染所致。发病较急，可有高热、甲状腺区疼痛和压痛等表现，外周血白细胞升高，但甲状腺功能通常正常。目前由于抗生素的广泛应用，急性甲状腺炎已经很少见。

（2）亚急性甲状腺炎（简称亚甲炎）：病因不完全明确，可能与病毒感染有关。患者可有感冒等前驱症状，起病较急，有发热、咽痛、甲状腺肿大、疼痛、压痛等症状，可出现甲状腺结节，质地常较硬。甲状腺摄^{131}I率降低，血清甲状腺激素水平轻度升高，血沉增快。

（3）慢性淋巴细胞性甲状腺炎（又称为桥本甲状腺炎）：多见于中、老年妇女，此病起病缓慢，呈慢性发展过程，患者的自觉症状较少，是一种自身免疫性甲状腺疾病。表现为甲状腺肿大，质地较坚韧，可有单个或多个结节，不伴压痛。血清甲状腺激素水平可以是正常或偏低,偶有轻度增高,甲状腺过氧化物酶抗体常呈强阳性。本病与甲状腺癌可同时并存,须引起重视。甲状腺细针穿刺细胞学检查有助诊断。

2.63 甲状腺弥漫性病变是怎么回事?

在做甲状腺超声波检查时,报告单上常常会有"甲状腺弥漫性病变"这样一种描述。看到这样的报告,不少病友非常紧张。实际上,这是在"桥本氏甲状腺炎"又称为"慢性淋巴细胞性甲状腺炎"时,甲状腺超声波图像的一种改变。

由于桥本氏甲状腺炎时的基本病理学变化是甲状腺内有大量的淋巴细胞浸润,存在一种慢性的、自身免疫性的炎症过程,因此在进行超声波检查时,甲状腺就失去了正常的图像。这种图像的变化既可以表现为甲状腺的形态、大小的改变,也可以表现为回声不均匀、回声结构紊乱。有的呈现为一种细小的结节样的变化,这种所谓的结节可以是单一的,也可以是多个的,大小通常只有几个毫米。有的甚至可以看到一些散在的钙化或者血流信号的改变等变化。在疾病的不同阶段,超声波的表现也有所不同。这些变化既可以单独存在,也可以并存;既可以呈现在甲状腺的局部,也可以在整个甲状腺,此时即为"甲状腺弥漫性病变"。

2.64 如何防止亚甲炎复发?

亚急性甲状腺炎的主要诱因是病毒感染,不少人在上呼吸道感染后紧接着发病,有的人会在病情缓解后复发,这也是亚急性甲状腺炎的一个特点。因此在每次治疗成功后,一件重要的事情是避免感冒。因为此时机体的抵抗力较差，再次的病毒感染常常会导致病情的复发。有报道少数人在第一次康复后的数年后仍会复发。另外，对于反复复发者，再度发病时，治疗上采用糖皮质激素（如泼尼松）和非甾体类消炎镇痛药（如阿司匹林）联合治疗的方法，有利于减少复发。此外，给予中药汤剂，疏肝清热、活血化瘀并配合小剂量泼尼松等中西医结合的治疗方法，也有不错的效果。

2.65 慢性淋巴细胞性甲状腺炎能手术治疗吗？

慢性淋巴细胞性甲状腺炎是临床上常见的甲状腺自身免疫性疾病，具有慢性、长病程、甲状腺功能趋于逐渐减退的特点。因此，一般来说该病是不需要手术治疗的。

虽然绝大多数患者应该采用内科治疗，但是在某些情况下，依然需要手术治疗。例如，怀疑合并了甲状腺癌或者其他部位的转移性肿瘤。慢性淋巴细胞性甲状腺炎合并甲状腺癌的情况，尤其是微小癌者并非少见。对于存在腺瘤的情况则需要分别对待。甲状腺的腺瘤是良性的，如果比较小，没有什么症状，可以不需要手术。事实上，部分慢性淋巴细胞性甲状腺炎可以呈现"结节"或者"腺瘤"样的生长，但并不是真正意义上的结节或者腺瘤。当然，如果这种结节或者腺瘤长得比较大，或者较快，对甲状腺的周围组织产生压迫，如产生气管压迫，出现气憋，呼吸困难等症状，或者向下生长到胸腔内时，应该考虑手术治疗。

2.66 桥本甲减治疗后甲状腺激素正常可以不吃药吗？

有些患者在刚刚确诊桥本甲减的那段时间里，对这个疾病非常重视，按照医嘱吃药，定期复查，但是一旦查到甲状腺激素恢复正常，就不听医生的劝告，自己将药物停了，或者有的患者自作聪明将药物自行减量了。殊不知，此时的甲状腺功能能够恢复到正常，其实是服用的药物将它替代到正常水平的结果，而不是你自己的甲状腺本身功能的恢复。事实上，从桥本甲状腺炎的病理生理学过程看，一旦起病后，由于自身免疫的破坏，患者的甲状腺功能始终是在缓慢地、进行性地下降，甲状腺功能只会是越来越差。如果此时停止或减少外源性的甲状腺激素补充治疗，那么用不了多久，血清甲状腺激素水平就会再度低下，又不够维持机体的需要了。因此，对于桥本甲减患者而言，应该坚持吃药，定期复查。

2.67　桥本甲状腺炎患者应该怎么调养？

目前的医疗技术水平还不能够根治桥本甲状腺炎，但为了使病情能够控制得很好的，以下几方面值得注意：

（1）要对疾病的长期性有所认识，切不可相信什么"偏方"、"秘方"而放弃系统正规的治疗，而应该根据病情的不同时期，采取恰当的治疗。例如，当桥本甲状腺炎呈现甲状腺功能较活跃、亢进状态时，给予适当的阻断甲状腺激素治疗；而呈现甲状腺功能低下状态时，则应该进行甲状腺激素的补充、替代治疗；如果甲状腺功能正常，但存在明显的自身免疫功能异常时，可以给予一定的免疫干预治疗。

（2）避免食用高碘的食物及药物，尤其要避免在短期内摄入大量的碘。高碘可加重甲状腺的自身免疫反应，使病情不容易缓解，甚至加重。有些西药及中药的碘含量较高，不适宜服用。

（3）补充硒有助于自身免疫状态的缓解。有些中药具有免疫调节作用，也可以作为疾病的基础治疗。避免过度劳累，选择一些针对症状的治疗，也是必需的。

2.68 老年人在体检中常会被B超检查出有甲状腺结节，该如何进行治疗？

随着现代医疗技术的进步，老年人在体检中常会检查出有甲状腺结节。此时，应该结合患者的起病经过，以及实验室各种化验检查，得出最后的诊断治疗意见。

患上甲状腺结节应该如何治疗呢？这是容易让患者费思量的问题。通常的概念是，是个结节就该开刀。事实上甲状腺结节的原因太多样了，如果结节是由于恶性肿瘤所致，那么立即手术切除肿瘤是必需的。但是，并非所有的甲状腺结节都需要外科手术治疗，比如一般的结节性甲状腺肿、甲状腺慢性或亚急性炎症时的结节样改变，主要的治疗和随访都应该在内分泌科进行。因此，甲状腺结节的诊断和治疗常常是由内分泌科、外科等多学科的医生共同来解决的问题。通常如果没有手术的需要，可以考虑在内分泌科进行长期随访。

有时，一时还不能确切诊断其性质是属于良性还是恶性，则很可能需要随访一段时间，并根据病情的变化，做进一步的处理。

2.69 据说甲状腺结节多发比单一的恶变可能性小，是这样的吗？

甲状腺结节只是一种表现，可以是良性的，也可以是恶性的。甲状腺结节在病因上分类，可能是恶性的甲状腺癌，也可能是良性的甲状腺腺瘤、结节性甲状腺肿、桥本甲状腺炎的结节样改变等，在未明确其性质以前统称为"甲状腺结节"。在甲状腺内只有一个结节时称为单一结节，而有一个以上的结节则称为多发结节。研究发现，甲状腺癌常常以单一结节为表现，尤其是实质性的、扫描呈现"冷"结节者，要特别小心是恶性的肿瘤。但是良性的甲状腺腺瘤同样也可以表现为单一结节。相反，结节性甲状腺肿、桥本甲状腺炎的结节样改变等常常表现为多发结节样变化，虽然这些疾病都是良性的，但发现的这些结节未必都是良性的。例如，桥本甲状腺炎可以与甲状腺癌并存，有一个或者多个恶性结节存在。因此无论是单一结节或是多发结节，既可以是良性的，也可以是恶性的。所以说"甲状腺结节多发比单一的恶变可能性小"，这并不正确。

2.70 现在查出有甲状腺结节的人越来越多，有哪些因素会引起结节？

甲状腺结节是内分泌临床上一个常见的疾病，但近年来，在人群中发现有各种结节的人似乎越来越多。为何会出现这样的状况呢？发生这种变化的因素是很多的，归纳起来可能是与技术的进步与环境的变化有关。

在以往超声波检查不那么普及的时候，甲状腺结节全靠眼睛和手发现。在这种情况下，即使是一位有经验的医生，所发现的结节直径也在1厘米以上。

现在用的B超、CT检查，能看到小至2毫米的结节。这些先进仪器的广泛应用，就会发现许多以往没有发现的、细小的结节，尤其是直径只有2~3毫米的结节。自然，甲状腺结节的发病率就比以前高出很多了。

环境因素的变化也会使甲状腺结节的患病率增加。例如1945年日本广岛和长崎受原子弹袭击后，环境中的放射线明显增加，甲状腺结节的患病率上升了2.3%。当然这是一种很少见的、极端的情形，但是环境中各种射线的存在、增加，可能也是值得注意的。头颈部接受放射线的照射，发生甲状腺结节或者甲状腺癌的机会明显增加。

甲状腺的正常依赖于正常的碘营养。长期碘摄入不足，是导致结节发生的重要原因。居住在缺碘地区的居民，容易发生碘缺乏病，结节性甲状腺肿就是其中之一。妇女由于妊娠、哺乳，如果不注意补充碘，也容易导致甲状腺肿，形成结节。

在一些工业区、矿区，由于工业污染，生活环境中含有大量的酚类、苯类等，长期居住在这样环境中，容易出现甲状腺的肿大、甲状腺结节。此外，吸烟可能也是罪魁祸首之一。

2.71 甲状腺结节在性别、年龄上有没有差异？

一般而言，女性中甲状腺结节的患病率稍高于男性，女性是男性的2~4.3倍。但甲状腺癌的患病率正好相反，男性比女性高2~3倍。甲状腺结节的患病率随着年龄增加呈现逐渐上升的趋势。在普通的健康儿童中，如果没有特殊原因，只有0.05%~1.8%的儿童会患上这种疾病。如果把调查的年龄集中到50岁以上，进行尸体解剖的人群中，不论男性女性，约50%的人患有甲状腺结节。当年龄划分到80岁以上时，80%的女性和65%的男性患有甲状腺结节。这就意味着，在中老年人中，几乎每两个正常人中就有一个患有甲状腺结节。

2.72 什么是甲状腺腺瘤、囊肿?

甲状腺腺瘤是甲状腺内的良性病变,可为单个或多个,可单独出现,或与甲状腺肿大并存。腺瘤在病理学检查时一般呈圆或椭圆形,有包膜,直径通常 < 3 cm,质地大多比周围的甲状腺组织稍硬。如无出血性改变时可无压痛。放射性核素扫描时,功能可以表现为正常、增加或减低。此病起病隐匿,进发缓慢,临床上大多无症状,除非产生自主功能导致甲亢或产生压迫症状,通常于正常体检时发现。

结节性甲状腺肿的结节或腺瘤发生退行性变或出血可形成囊肿,细针抽吸检查,会发现囊肿内含有血性液体、微混液体,或者呈现"果冻样"的物质。小囊肿一般无症状,巨大囊肿可产生压迫症状。囊肿与周围边界清楚,触诊手感如触摸打足气的篮球,一般无压痛,B超或CT可见结节内有液性暗区,无血流信号,细针抽吸后结节可以缩小,无摄碘能力,故在扫描呈现"冷结节"。囊肿以良性者多见,但也存在甲状腺癌的可能。

2.73 什么是"热结节"、"温结节"、"凉结节" 和 "冷结节"?

甲状腺扫描时依据显影剂在甲状腺结节内显示的不同情况,将甲状腺结节的扫描结果进行分类。

正常甲状腺的扫描影像如图2-1,呈显密度均匀的影像,左右两叶对称,中间有峡部相连,看起来呈"蝴蝶"状。

"热结节"是指甲状腺内结节的显影变得浓密,如图2-1中甲状腺左叶(图像面对您,所以左右正好与您相反)下部分就出现了一个"热结节"。并且由于"热结节"的存在,使其他正常的甲状腺变得模糊不清。

"温结节"是指结节的显影与周围的正常甲状腺组织一样，图2-1就显示了两个"温结节"。为了方便读者观察，已经用圆圈标示出来。

"凉结节"或"冷结节"是指结节显影低于周围正常甲状腺组织，图2-1中在甲状腺右叶下部有一个很大的"冷结节"，并已用圆圈标示出来。

2.74 甲状腺结节为什么要做细针穿刺细胞学检查？

甲状腺细针穿刺细胞学检查通过直接获取少量甲状腺组织细胞，化验检查看是否有恶性肿瘤细胞，这对明确结节性质，具有无可替代的作用。它明显提高了诊断的准确性，减少了不必要的甲状腺手术。细针穿刺细胞学检查的准确率达70％~90％，但其结果与穿刺及细胞学诊断的经验有关。在细针穿刺时若辅以B超引导，则准确率更高。

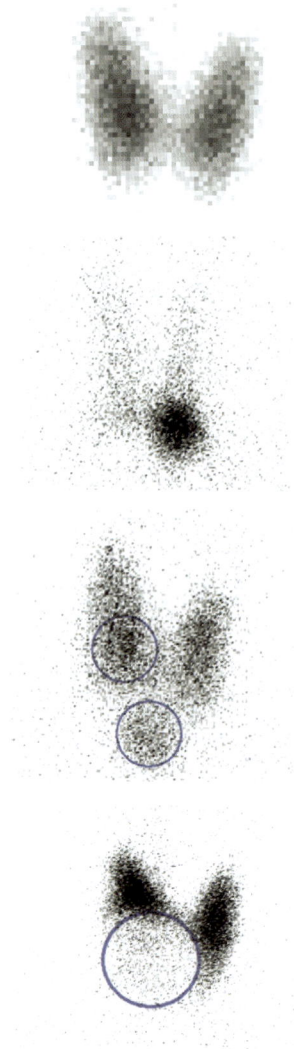

图2-1 甲状腺的扫描影像

虽然甲状腺细针穿刺诊断价值较大，仍然存在局限性，因为它只能吸取到少量细胞，看到的只是某个区域内的甲状腺组织病变情况。因此，即使最有经验的医生进行穿刺和病理学检查，大约还会有5％的假阳性和5％的假阴性结果。这就意味着，少数被判定为良性甲状腺结节者，实际上是甲状腺癌，反过来，被判定为甲状腺癌的结果中有少数实际上是误判了。

2.75　穿刺会导致甲状腺癌转移吗？

有人担心穿刺会导致原有甲状腺癌的转移。实际上这种担心是不必要的，一般来说，与全身其他的恶性肿瘤相比，大多数甲状腺癌的侵袭力并不太强。而且穿刺时用的针很细，仅在局部获取少量甲状腺细胞，对整个甲状腺的组织结构扰动极少，导致甲状腺癌的转移的可能性几乎不存在，而且一旦发现异常，便立即进行手术治疗了。事实上，甲状腺细针穿刺应用于临床诊断已经多年，在现有的国内外文献中，鲜有导致甲状腺癌转移的报道。因此，甲状腺细针穿刺检查应用于甲状腺癌的诊断与鉴别诊断已经成为国际权威组织推荐的诊疗常规。

2.76　"有甲状腺结节的人不能吃加碘盐"，对吗？

碘与甲状腺疾病关系非常密切，因此，几乎所有的甲状腺疾病患者都要面对饮食中碘摄入量的问题，甲状腺结节患者也不例外。要回答甲状腺结节患者能不能吃加碘盐的问题，首先要弄清楚甲状腺结节的性质，是属于什么样的结节。其次应该弄清自己生活在什么地区。例如，结节的病因是由于碘摄入不足所致，此时需要增加饮食中碘的摄入，随着碘摄入的增加，结节会逐渐缩小甚至消失。这种情况应该吃碘盐。另一方面，如果结节是由于高功能的腺瘤所致，则必须限制碘的摄入，否则会加重病情。一般来说，在沿海地区，环境及食物中的碘含量较高，这些地区居民的生活条件相对较好，碘营养水平也相对较好。而在边远的内陆、高原山区等

77

地方,环境中常常缺乏碘,当地的居民每日从饮食中获得的碘是不足的,必须通过食用加碘盐的方式补充碘,饮食中也鼓励多吃含碘量高的食物。在缺碘地区流行的"大脖子病",其中也包括结节性甲状腺肿,这时候就必须吃碘盐进行适当补碘。而如果甲状腺结节的病因是桥本甲状腺炎者,则需要适当限制长期高碘的摄入,此时盲目补碘可能会导致病情波动,不容易缓解。因此,有甲状腺结节的人是否吃碘盐,需要根据具体情况分别对待。

2.77 甲状腺结节患者饮食有禁忌吗?

对于甲状腺结节患者,日常饮食并不需要特别"补",只要做到健康饮食就足够了。平时补充足够的碳水化合物和蛋白质,多食新鲜的蔬菜、水果,以保证膳食多样,有足够的营养物质。但俗话说"民以食为天",日常饮食可能会对身体健康、疾病转归带来一定的影响。对于有甲状腺结节的患者,无论是在接受内科药物治疗,还是外科手术治疗,都要少吃木薯、卷心菜。因为在木薯、卷心菜中含有致甲状腺肿的物质,可以干扰甲状腺对碘的利用,抑制甲状腺过氧化物酶的活性,使甲状腺激素合成障碍,导致甲状腺肿、结节的形成。要少食用大豆,因为其含有黄酮类物质,虽然黄酮有雌激素样作用,对于延缓女性衰老有好处,但它同时也是引起甲状腺肿大的物质,长期大量食用可能不利于甲状腺结节的缩小。

2.78 甲状腺结节可以用药物治疗吗?

垂体与甲状腺之间有一种反馈调节机制。垂体分泌的促甲状腺素(TSH)具有促进甲状腺增大的作用,甲状腺的生长依赖于垂体分泌的TSH水平,因此,甲状腺良性结节可采用甲状腺激素治疗,就是通过相对提高血液中的甲状腺激素水平,反馈抑制垂体TSH分泌,从而起到抑制结节生长的目的。一般口服药物的疗程至少应持续1年以上,方能评估其疗效。剂量有明显的个体差异,通常绝经前的妇女及男性可用相对较大剂量。治疗期间,必须将TSH抑制到相对较低的水平,否则达不到治疗的效果,但也不能够过头成为"药物性甲亢"。因此治疗期间应该定期(每1~3个月)进行血清甲状腺激素测定和甲状腺B超检查,以正确评价治疗的效果。在实施抑制治疗1年以后,若结节缩小,可考虑继续服用,仍将TSH维持在正常低限;如结节增大,可停药,直接手术或重新穿刺评估;如结节无变化,也可继续或者停止治疗,积极B超随访。

2.79　什么样的甲状腺结节应手术治疗?

甲状腺结节不一定都需要手术治疗,但存在下列情况者应考虑及早手术治疗:① 怀疑为癌性结节;② 结节经细针穿刺细胞学或组织学检查发现癌细胞或癌组织;③ 自主性的高功能结节;④ 结节对周围组织产生压迫症状者;⑤ 结节生长在胸骨后者;⑥ 直径大于3厘米的囊性结节;⑦ 结节在近期内增长迅速者;⑧ 伴发全身症状者。术中须将结节连同包膜外1厘米甲状腺组织一并切除。绝大多数的甲状腺单一结节行病侧腺叶的大部切除术后,效果良好。

2.80　甲状腺切除后长期服用甲状腺激素替代治疗者要注意补钙

甲状腺切除术后,不少患者需要长期或者终身服用甲状腺激素。研究发现，甲状腺激素可导致钙的排出增加，加速机体内钙的流失。这种情况在绝经后女性更明显，可能会引起血钙下降，加速出现骨质疏松。因此，建议患者平时在饮食中增加虾皮、绿色蔬菜、骨汤、芝麻酱等含钙丰富的食物。可适当增加一些维生素D含量高的食物，如肝、蛋黄、黄油以及鱼肝油等。鼓励坚持户外活动，多晒太阳，以促进皮肤中的前维生素D_3转变为维生素D_3。绝经后女性有必要吃点钙片。此外，患者还应定期检测血钙，以便及时调整钙剂和维生素D剂量，以达到合理治疗的目的。

2.81　甲状腺结节患者血清甲状腺球蛋白高是癌变吗？

甲状腺球蛋白由甲状腺滤泡上皮分泌，并储存在甲状腺滤泡腔中。影响血清甲状腺球蛋白水平高低的主要因素包括甲状腺的大小，甲状腺是否存在炎症或损伤等。一些甲状腺良性疾病，如结节性或弥漫性甲状腺肿、亚急性甲状腺炎、甲亢等血清甲状腺球蛋白水平可增高。同时大约2/3的甲状腺分化癌（DTC）患者在手术前也有甲状腺球蛋白升高。由于许多甲状腺良性疾病时均可伴有甲状腺球蛋白水平的升高，故作为甲状腺癌手术前的鉴别诊断则缺乏特异性。但甲状腺癌实施甲状腺全切除手术后，在TSH被抑制的状态下，血清甲状腺球蛋白升高往往提示有残余的肿瘤组织，或者存在转移灶。因此，甲状腺结节患者血清甲状腺球蛋白升高，不能一概而论，应该做进一步的检查，明确诊断。

2.82　血尿酸为什么会升高？

人体内的尿酸有两个来源：一是机体自己生产的，即体内物质经过分解代谢产生，由机体中的嘌呤类物质经过次黄嘌呤及黄嘌呤转化形成尿酸，此为内源性尿酸，约占体内尿酸总量的80%；二是"吃进去的"，即大量富含嘌呤的食物被摄入后可分解产生尿酸，此为外源性尿酸，仅占体内尿酸总量的20%。机体自己生产的和吃进去的尿酸共同构成血中尿酸的来源，生成的尿酸主要经肾脏排出。这种尿酸的产生与排出处于一种动态平衡，使血尿酸水平保持在相对恒定的水平范围。

有些人由于存在遗传缺陷或某些疾病，体内尿酸的生成大量增加，或由于肾脏疾病，导致尿酸排出减少，或者在短期内进食了大量富含嘌呤的食物，超过了机体尿酸的代谢和清除的能力，尿酸就会在血液中堆积起来，引起尿酸增高。

对于高尿酸血症的发生，内源性的代谢紊乱可能更为重要。

2.83 痛风有什么危害？

痛风对健康的危害主要表现在以下几个方面：

（1）痛风性关节炎：它可造成关节的破坏、畸形和功能障碍。痛风患者最重要的临床症状是间断性发作的痛风性关节炎，如果发作比较频繁，又得不到及时治疗，就会造成关节的破坏、畸形和功能障碍。

（2）痛风石：痛风如果没有得到很好的治疗，当患者病程超过5年后，就会在耳郭、靠近四肢关节处出现一些坚硬如石的结节，称为痛风石。

（3）肾脏损害：大约20%左右的痛风患者可发生肾结石，极少数患者可因痛风急性发作，血尿酸急剧升高，而在短期内发生急性肾衰竭。痛风性肾病是导致痛风患者死亡的主要原因之一。

（4）骨骼损伤：极少数痛风患者可引起全身性骨质疏松和骨折。

（5）合并其他疾病：痛风患者可同时患有肥胖、高血脂、糖尿病等代谢紊乱疾病，易患胆囊炎、胆石症。痛风患者合并冠心病的发病率约为非痛风患者的2倍。

2.84　谁容易患痛风？

家族中有痛风史的人，应注意有患痛风的可能。除先天因素外，后天的因素对痛风发生也有很大的影响。

许多因素可以影响痛风的发病，例如：

（1）性别：痛风以男性多见，男女发病比例的差别高达20∶1。

（2）年龄：年龄大的人更易患痛风，高峰发病年龄为45岁左右。

（3）体重：肥胖的中年男性易患痛风，尤其是不爱运动、进食肉类蛋白质较多、营养过剩的人比营养一般的人易患痛风。

（4）饮食：经常进食高嘌呤食物的人易患痛风，贪食肉类的人比素食的人易患痛风。酗酒的人较不饮酒的人易患痛风。

（5）合并其他疾病：在有高血压、高血脂、2型糖尿病的患者中痛风发病率较高。

（6）职业：企事业单位干部、军人、教师、私营企业主等从事脑力劳动、缺乏运动者，或者工作应酬较多者易患痛风。

2.85　痛风如何分类？

痛风可以分为原发性痛风和继发性痛风。

原发性痛风是排除一些体内的其他可影响血尿酸代谢的疾病

和药物之后,由于先天性因素所致的痛风,其病因为多基因遗传方面的缺陷。其中有一部分遗传缺陷已经明确,有的则还不明确。另外原发性痛风患者多数体型偏胖,常常同时患有糖尿病、高血压病、高血脂等。

继发性痛风是由于其他疾病,或药物破坏了机体内尿酸代谢的平衡,引起尿酸生成增加或排出减少,导致血尿酸增加,发生痛风。继发性有明显的其他系统性疾病,血尿酸浓度常较原发性者高,尿路结石的发病率亦高。但由于病程不可能很长,关节症状不如原发性者典型,且往往被原发疾病所掩盖,不易被发现。由于受原发病影响,生存期短,因此痛风的慢性期表现比较少见。临床上常见的引起继发性痛风的原因主要是慢性肾脏疾病,血液病及其化疗放疗,各种原因引起的酸中毒,多种药物,铅中毒,酒精过量,饥饿状态等。

2.86 痛风患者为什么常常会有肾结石?

研究发现,尿酸排出量多者易发生肾结石。痛风患者肾结石的发病率要比普通人高1 000倍。22%~40%的原发性痛风患者合并肾结石,其中一半在痛风之前已先有肾结石,另外一半则发生在痛风之后。当血尿酸≥0.77 mmol/L(13 mg/dl),24 h尿酸≥6.54 mmol(1 100 mg)时,尿酸结石的发生率高达50%以上。那么尿酸性肾结石是如何形成的呢?尿酸主要经肾脏排泄,当尿酸排出量过多、溶解性下降时就会形成结石。尿酸性肾结石与尿的酸碱性有直接关系,临床上我们用pH来表示尿的酸碱性。持续性酸性尿使尿酸结石易于形成。反之,尿呈碱性时,尿酸溶解度增大,则不容易形成结石。当尿pH 6.5时,尿酸结晶可转变为溶于水的尿酸。因此痛风患者可通过大量饮水，碱化尿液，增加尿酸的溶解来减少结石的形成。

2.87 痛风发作时的主要表现是什么？

关节疼痛是痛风发作的最主要表现，也是患者最痛苦、最不能忍受的。由于疼痛剧烈，患者往往寝食难安，受累的关节不能活动，患者的生活、工作受到很大影响。痛风可于夜间急性发作，关节的剧痛常使患者从睡眠中惊醒，也可在清晨起床下地时发生。受累关节绝大多数为单个关节，以足部拇趾关节（跖趾关节）最多见，也可发生在足背、足跟、踝关节、膝关节、掌指关节等。受累关节疼痛明显，出现明显的红肿，局部皮温升高，关节活动受限。痛风的急性发作有一定的自限性，轻度发作可以在几小时或一、二日后自行缓解，症状消失，而严重者关节疼痛会持续数日或数周，可能还会伴有发热、寒战、乏力、头痛等全身反应。

2.88 哪些因素可以诱发痛风急性发作？

痛风关节炎的急性发作往往有一定的诱发因素，常见的有：

（1）大量饮酒或进食大量富含嘌呤的食物，使嘌呤的摄入大量增加。

（2）劳累过度或关节劳损，结缔组织的机械性损伤可促使关节腔滑囊表面尿酸盐结晶脱落，导致痛风发作。过度劳累时组织耗氧量增加，无氧酵解乳酸产生增多以致pH下降，可诱使急性痛风发作。

（3）情绪紧张或精神刺激。

（4）受冷刺激，关节腔的温度也是影响痛风发作的因素之一，尿酸盐在体温低时溶解度降低，易形成结晶沉淀。

（5）手术或创伤，在关节软骨和滑囊液中含有多种蛋白多糖，增加尿酸的可溶性，从而抑制其结晶的形成。若蛋白多糖分子结构不完整，或含量较少，则使尿酸盐溶解度降低，形成微结晶，导致急性痛风发作。

（6）药物诱发，如应用利尿剂可以干扰尿酸排泄。

（7）癌肿化疗或放疗，可以使组织细胞破坏，导致尿酸产生增加，诱发痛风发作。

2.89　痛风会伴随有哪些疾病？

痛风是嘌呤代谢紊乱和（或）尿酸排泄障碍所致的代谢性疾病，因此患者常常会伴有一些相关的"富贵病"。常见的有：

（1）肥胖：痛风多见于肥胖者。

（2）糖尿病：痛风患者常合并2型糖尿病，犹如一对难兄难弟。首先两者都存在有胰岛素抵抗，其次过高的血尿酸可直接损害胰腺β细胞，诱发糖尿病。痛风合并糖尿病占30%~35%，合并糖耐量减低占21%~73%。

（3）血脂紊乱：痛风常常合并有血脂紊乱，主要是高三酰甘油血症，有资料显示痛风合并三酰甘油高者可达75%~84%。

（4）高血压病：高尿酸血症是高血压病的一个危险因子，痛风常与高血压并存，互为因果。

（5）动脉粥样硬化、冠心病：痛风患者冠心病的发病率是非痛风患者的两倍。

2.90 如何划分痛风的临床病程?

痛风分为四个不同的时期:

（1）无症状期:特点是患者血中的尿酸浓度升高,但并没有出现临床上的症状,此期可经过数年到数十年的时间。有的人甚至终身停留在高尿酸血症这个时期。

（2）急性关节炎期:患者会突然出现关节的剧烈疼痛,吃高嘌呤食物、饮酒、受寒、劳累,或者感染、创伤和手术是诱发因素。最常见的部位是在脚拇趾关节,关节局部的皮肤发红,明显肿胀,皮肤温度升高,体温正常或有低热,但也可有高热,寒战、全身不适等。

（3）间歇期:是指一次痛风发作后症状缓解到下一次痛风发作之间的阶段,即两次发作之间的病情稳定期。患者发作间隔时间不等,开始时可以长达数月到数年,但是如果没有治疗或治疗不规则,发作会越来越频繁。

（4）慢性关节炎期:随着病程进展,受侵犯的关节逐渐增多,关节炎症也逐渐发展成为慢性。这个时期关节炎发作越来越频繁,间歇期越来越短,疼痛日渐加剧,甚至在发作之后不能得到完全缓解。可以出现痛风石、关节畸形,关节功能受损、活动受限。长期得不到控制的患者可以出现肾功能的损伤甚至肾衰竭。

虽然痛风包括无症状期、急性关节炎期、间歇期及慢性关节炎期,但这并不是说所有的痛风患者都必须按照这个次序经历这四个时期。

2.91 诊断痛风需要做什么检查?

血尿酸升高是痛风患者的重要临床生化特点。值得注意的是,在急性期血尿酸增高的程度与临床症状的轻重不一定平行,痛风又常与肥胖、高血脂、糖尿病、高血压或者心脑血管疾病同时存在,因此不能只查血尿酸,而应该做比较全面的检查。

（1）血尿酸检查:检查血尿酸水平,对明确诊断有重要的意义。绝大多数痛风发作的患者血尿酸水平明显升高。但少数患者,在某些情况下,血尿酸也可以不高。

（2）尿尿酸检查:通过尿液检查可以了解尿酸的排泄情况,这对有痛风家族史、年龄较轻、血尿酸水平明显升高、伴有肾结石的患者更为必要。

（3）X线检查:急性发作期X线片上可以发现发作关节处软组织肿胀;反复发作的间歇期也可以出现一些不典型的放射学改变;慢性关节炎期的患者可以出现骨质改变,在X线片上看到偏心性圆形或卵圆形囊性变,甚至出现虫噬样、穿凿样缺损等骨质破坏的表现。

（4）肾脏病变的检查:患者会出现尿路结石、肾功能的损伤甚至发生肾衰竭。检查尿常规、肾功能、肾脏超声、腹部平片、静脉肾盂造影、病理检查等可以明确肾脏病变、损伤的程度及结石的部位等。

（5）穿刺:对关节滑囊液或疑似痛风石的结节进行穿刺,可以明确内容物是否为尿酸盐,这对诊断痛风具有极大的价值。

（6）血糖、血压、血脂检查:由于痛风患者常同时合并有其他代谢性疾病,所以每个痛风患者都应该做与代谢相关的各项检查。

（7）心、脑血管功能检查:可以做心电图、超声心动图、心功能测定、脑血流图等常规检查,必要时做头颅CT或冠状动脉造影检查,看有无脑梗死、冠心病等。

2.92   痛风能根治吗？

痛风能否根治是许多患者密切关注的问题。回答这个问题，首先要知道血液中尿酸长期增高是痛风发生的关键。

由于痛风是遗传性疾病，先天遗传缺陷导致酶活性障碍，嘌呤代谢紊乱，血尿酸水平升高，所以痛风无法根治。但由于痛风发作与摄入嘌呤过多密切相关，所以生活中注意健康饮食，合理用药，完全可以控制痛风。由此可见那些打着根治痛风幌子的宣传，完全缺乏科学依据。应该相信科学，日常生活中注意低嘌呤饮食、多饮水促进尿酸排泄、避免诱因、发作时合理用药是预防和治疗痛风的根本方法。

2.93   痛风治疗的目标是什么？

痛风治疗的目标包括控制高尿酸血症，迅速缓解关节疼痛，去除诱因。

首先要尽快终止急性痛风性关节炎发作。由于关节疼痛、发热等会严重影响患者的生活，而且痛风性关节炎发作的时间越长，对关节造成的损害越严重，因此应尽量缩短痛风性关节炎发作的时间。一旦发作应该立即用药，既迅速缓解症状解除患者痛苦，又力求将痛风性关节炎对关节的损害减低到最小限度。

其次应防止痛风性关节炎复发。随着急性发作次数的增加和病程的进展，尿酸盐在关节内外和其他组织中的沉积逐步加重，受累关节逐渐增多，关节炎症也逐步演变为慢性，受累关节出现肿胀、僵硬，最终病变关节畸形而丧失功能。这与关节炎发作次数、频度以及每次发病的严重程度有密切的关系。所以在间歇期应该坚持治疗，使间歇期延长，发作次数减少，避免关节的破坏与畸形。

远期目标是纠正高尿酸血症，防止因尿酸盐沉积于肾脏、关节、皮肤等部位所引起的各种并发症。预防尿酸性肾结石的形成，可保护肾功能，使其避免发展为痛风性肾病。

预防和治疗糖尿病、肥胖、高血压、血脂异常等并发症，即所谓"代谢综合征"。这类患者更易发生心脑动脉硬化、冠心病、心绞痛、心肌梗死及脑梗死。所以防治并发症，也是治疗痛风的目标之一。

此外，去除痛风急性发作的诱因，也是治疗目标之一。

2.94 痛风患者在日常生活中应该注意些什么？

研究发现，对痛风患者日常的生活、饮食等进行系统管理，可以有效控制、减少痛风的急性发作。

从食物中摄取嘌呤量的多少，对尿酸的浓度影响很大，故痛风患者控制嘌呤摄入量非常必要。首先不吃富含嘌呤食物，不要大鱼大肉、暴饮暴食，不喝酒，不吃动物内脏和肉类的汤，少吃海产品。应尽量选择嘌呤含量低的食物，如蛋类、奶类、米、麦、蔬菜及水果。其次节制每日的进食总热量，控制体重。

饮食要"三多三少"，即：① 多饮水，少喝汤。② 多吃碱性食物，少吃酸性食物。所谓碱性食物多指蔬菜类，而酸性食物多指鸡鸭肉等蛋白质类食品。③ 多吃蔬菜，少吃饭。多吃绿叶菜，有利于减少嘌呤摄入量，增加维生素C和纤维素。少吃饭有利于控制热量摄入，限制体重、减肥降脂。痛风患者的饮食应做到因人而异，限制与调配结合。但必须牢记控制饮食，是治疗痛风的基本措施。

痛风患者一般建议每天至少喝2 000毫升水,帮助排出体内过量的尿酸。碱性饮料是痛风患者较为理想的饮料,有助于碱化尿液。当尿液pH 6.5以上时,尿酸变为可溶性尿酸盐,溶解度增加,有助于尿酸排泄。我国有许多人平时喜欢饮茶,痛风患者可以适当饮淡茶水。过多摄入软饮料也可增加痛风发作的风险,所以对于市场上形形色色的饮料,痛风患者不可过多饮用。那些已合并严重心功能不全、严重肾功能不全的痛风患者,则不宜过多饮水,以免加重心肺肾脏负担。

研究表明疲劳过度、饮食不调、饮酒过量、受凉感冒、关节外伤、过度运动、精神紧张等是诱发痛风发作的主要原因,所以要尽量避免这些诱因。

2.95　痛风急性发作时怎么办?

急性发作时治疗的主要目的是尽快控制症状,避免关节功能损伤。急性期治疗应注意以下几点。

首先,急性发作时应卧床休息,将患肢抬高以减轻疼痛。其次,急性发作时应该暂时停用别嘌呤醇或立加利仙等药,以免加重症状。其三,避免局部贴敷膏药,但可以外抹止痛乳胶剂或霜剂。其四,病情好转后方可逐渐进行体育活动和肢体功能锻炼。秋水仙碱、非甾体解热镇痛类药物、肾上腺皮质激素是目前治疗痛风急性发作的常用药物。

秋水仙碱为治疗痛风急性发作的首选药,对痛风有选择性消炎作用,可干扰尿酸盐微晶体炎症反应。通过抑制单核细胞炎性因子释放,能使90%以上患者的疼痛和炎症在12小时内开始消退,24~48小时内消失。秋水仙碱不能降低血尿酸,亦不增加尿酸排泄。一般不需要长期使用,疼痛缓解即可停药。

非甾体类抗炎药,包括吲哚美辛、布洛芬、吡氧噻嗪、保泰松等,也常常用于痛风急性发作期治疗。可以口服或外用,以减轻疼痛症状。有胃肠道反应、肾脏损害等副作用。

糖皮质激素,能迅速缓解急性发作。在秋水仙碱和非甾体类固醇抗炎药无效的重症急性关节炎发作时可以使用,但由于副作用多,故不可长期使用。

2.96 痛风缓解阶段还要治疗吗?

在没有关节疼痛的缓解阶段,千万不要"好了伤疤忘了疼",还是需要坚持痛风的治疗。

首先,依然需要控制饮食,严格遵守饮食治疗原则,少吃富含嘌呤的食物。避免各种诱发因素,如疲劳过度、饮食不调、饮酒过量、受凉感冒、关节外伤、过度运动、精神紧张等。肥胖者要控制体重,积极治疗高血压、高脂血症、糖尿病等并发症。其次,为维持正常血清尿酸,需用药物维持治疗。可根据病情特点选择抑制尿酸合成药物,如别嘌呤醇;或者选择促进尿酸排泄的药物,如立加利仙、丙磺舒、磺吡酮等。

对处于痛风性关节炎慢性期的患者,还可以进行一些物理治疗,以减轻慢性症状,改善关节功能,提高生活质量,例如可选择透热疗法、离子透入疗法、红外线照射、矿泉浴、泥疗等多种理疗方法以及推拿等。当痛风石影响关节功能或压迫神经时,或痛风石出现皮肤溃疡、伴有瘘管时,可采取手术处理方式除去尿酸盐在组织中的沉积物。

慢性期的肾脏损害和结石治疗原则是保护肾脏功能，避免肾脏损害药物使用，维持正常血尿酸水平。

2.97 别嘌醇治疗痛风的机制是什么?

别嘌醇治疗痛风的机制是抑制尿酸合成。在人体内，嘌呤在一些氧化酶的催化下，经过一系列代谢变化，形成尿酸。抑制这些氧化酶的活性，可以减少或抑制尿酸合成。别嘌醇通过抑制黄嘌呤氧化酶，阻止嘌呤氧化过程，从而减少尿酸生成，达到降低血及尿中尿酸浓度的目的。

抑制尿酸合成药物适用于尿酸生成过多，血尿酸水平显著升高，或采用低嘌呤饮食治疗后，24小时尿酸排泄量仍高的患者；同时也可用于对促进尿酸排泄药无效、过敏或不能耐受者。有肾功能减退、尿酸性肾病或尿路结石者，依然可以使用该类药物。淋巴细胞增生性或粒细胞增生性白血病在化疗或放疗前，可预防性使用抑制尿酸合成药物，以预防痛风发作。

2.98 哪些药物可促进尿酸排泄?

临床上常用促进尿酸排泄的药物有丙磺舒（羧苯磺胺）、磺吡酮（苯磺唑酮）、苯溴马隆（立加利仙）等。在正常人体内，尿酸的产生与排出保持动态平衡状态。一旦这种平衡遭到破坏，如尿酸产生过多，或尿酸排泄受阻，就会使体内的尿酸增多，导致痛风发作。促进尿酸排泄的药物通过促进尿酸从肾脏排泄，达到降低血尿酸的目的。这类药物可能通过三种途径发挥作用：① 抑制肾小管对尿酸的重吸收；② 增加肾小管对尿酸的分泌；③ 增加肾小球对尿酸的滤过率。其中主要是抑制尿酸的重吸收,增加其排泄。

促进尿酸排泄类药物适用于痛风的高尿酸血症期,发作间歇期,慢性期血尿酸增高、肾功能尚好、血尿素氮在14.3 mmol/L以下的患者。促进尿酸排泄的药物最大优点是不影响嘌呤代谢,所以对年龄超过60岁、肾功能正常、尿液中尿酸排泄减少、没有尿路结石的老年患者可以考虑优先采用。此类药物须白天服用,同时强调多饮水,保持尿量充足,同时可以服用小苏打碱化尿液,利于尿酸从肾脏排泄,以避免结石。肾功能不好、已有肾结石的患者要慎用。在中等程度以上的肾功能障碍、24小时尿尿酸明显升高者,应该用抑制尿酸产生的药物,如别嘌醇等。

2.99 有哪些药物可能会抑制肾脏排泄尿酸?

老年痛风患者常常"身兼数病",需要服用多种药物,因此要当心这些药物给痛风带来的不良影响。那么有哪些药物可能会抑制肾脏对尿酸的排泄呢?

(1)降压药:钙离子阻滞剂和β–阻滞剂两类降压药可阻碍肾脏排泄尿酸,升高血尿酸浓度,诱发或加重痛风。但这些药物对血尿酸的影响存在很大差异,如钙离子阻滞剂中,长期服用硝苯地平(心痛定)血尿酸升高较显著,而氨氯地平(络活喜)对尿酸影响则极轻微;β–阻滞剂中的普萘洛尔(心得安)升高血尿酸较显著,而美托洛尔(倍他乐克)对尿酸影响则较轻微。

(2)利尿剂:几乎所有排钾利尿药都有阻止尿酸排泄的作用。

(3)阿司匹林:对肾脏代谢尿酸具有双重作用,大剂量阿司匹林(>每日3 g)具有促进尿酸排泄的作用,而小剂量阿司匹林(每日1~2 g)会抑制肾小管排泄尿酸而使血尿酸升高。因此,虽然阿司匹林可防治心脑血管疾病，但对痛风或高尿酸血症患者而言，长期服用小剂量阿司匹林可能会影响肾功能和尿酸清除能力，应权衡利弊。

免疫抑制剂如环孢素A、硫唑嘌呤等，抗结核药，如吡嗪酰胺、乙胺丁醇，甚至烟酸，维生素B_1、维生素B_2也会导致尿酸升高。如果痛风或高尿酸血症患者需要长期服用这些药物，一定要定期检测血尿酸。

2.100 中老年人如何预防痛风？

中老年人发生痛风的概率要远远高于年轻人，尤其是男性，非常容易发生痛风。那么，应该如何预防痛风呢？

（1）良好的生活习惯是最直接最有效的预防痛风的方法。良好的生活习惯包括均衡的饮食和合理的锻炼。日常饮食切忌暴饮暴食，尤其是短时间内进食大量富含嘌呤的食物，如海鲜、动物内脏、肉汤、啤酒、发酵食品等。少喝酒，即使是一些所谓有治疗疾病作用的药酒，也要避免一次喝得太多。要多饮水，每日饮水量2 000~3 000 ml，每日尿量保持在2 000 ml以上。可喝茶水，但是浓茶不宜多喝。

（2）对于体型肥胖的中老年人，积极控制体重也可有效预防痛风。对于中老年人来说，推荐通过控制饮食，减少能量摄入，通过增强运动增加能量消耗，从而使体重逐步达到理想水平。但切忌短期内体重迅速下降。

（3）每年要检查血尿酸，特别是因为其他疾病而服用影响尿酸排泄的药物的中老年朋友，更应定期复查血尿酸。如果发现血尿酸增高，应及时就诊并定期复查。

（4）已经患了急性痛风性关节炎的中老年人要及时到医院就诊并治疗。在急性期过去后，即使症状已经缓解，也仍须坚持治疗，以减少复发，防止关节畸形，这也是重要的预防痛风加重的方法。

因此，中老年朋友预防痛风可以从日常生活入手，从点滴做起，并一直坚持下去，这样才能远离痛风。

3

求 诊 指 南

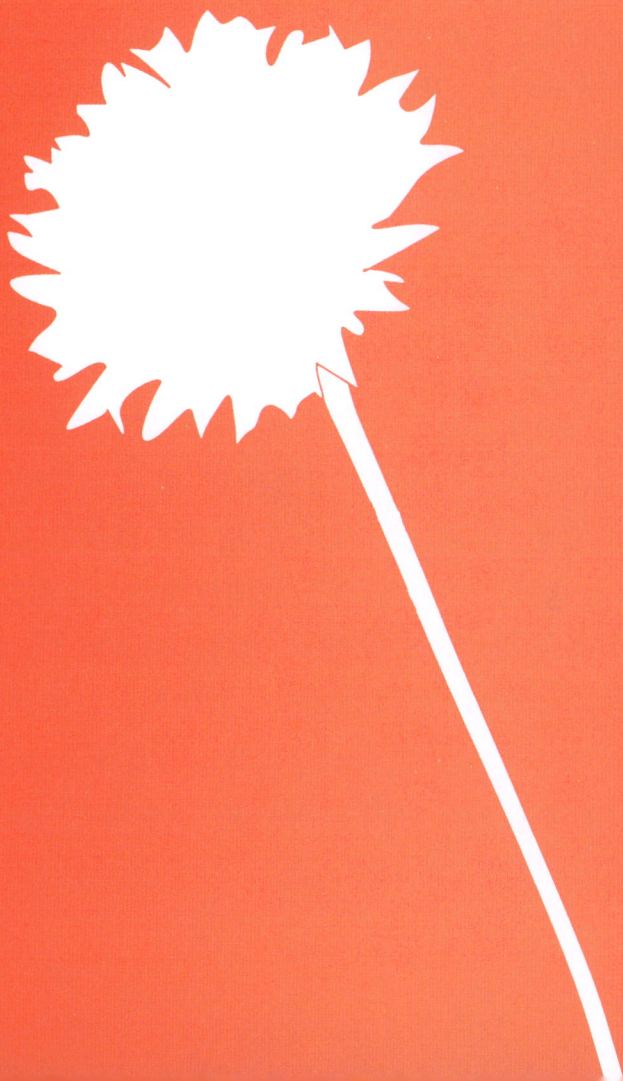

如果有了内分泌系统疾病，必然要遇到求医问诊的事。对患者而言，一个成功治疗的病案背后，不仅需要有责任心强、技术水平高超的医生，也要有一位积极面对疾病、认真乐观、"富于心计"的患者。

3.1　要相信医生

内分泌疾病种类繁多，症状复杂。老年人常常没有足够的医学知识，平时可以留心阅读一些科普报刊、书籍，收听收看广播电视中的一些健康教育节目，不断提高自己的健康知识，从而提高自己预防疾病的能力。对于没有诊断内分泌疾病者，掌握这些知识，有助于早期发现症状，及时诊断疾病。要做到多听医生怎么说，而不是听信别人怎么讲。

3.2　做好求诊前的准备

对于已经患有内分泌疾病者，每次就诊前最好做一定的准备，也就是通常说的要做好"功课"。例如糖尿病患者可用表格式的日记记录病情，内容包括所用的口服药物，胰岛素的种类、剂量，治疗和饮食的变化，血糖监测的日期、时间及具体数值。每次就诊时，给医生看这样的糖尿病日记，使他更容易判断你的病情，调整治疗方案。有的老年人受文化水平限制，常常搞不清楚自己用的什么药，就诊时可将药瓶、药盒带上，方便医生了解情况。有的老年人很想问医生一些问题，但到了医生面前却什么也记不起来，或者东拉西扯抓不住重点，对于这种情况，如果预先记张小纸条带上就会方便得多。

3.3　选择合适的就诊科室

不同内分泌疾病在不同阶段就诊科室可能不太相同。例如甲状腺结节，通常是在内分泌科就诊，但如果结节比较大，则可能需要外科治疗。应该说绝大多数内分泌疾病患者属于一般慢性疾病的范畴，但有些时候，例如糖尿病酮症酸中毒、甲亢合并粒细胞缺乏、甲亢危象、痛风严重的急性发作等，就需要到急诊去抢救，进行紧急处理。

3.4　检查时需要注意的一些问题

内分泌疾病常常需要做许多检查来明确诊断。需要注意的是，与一般疾病的检查有些差别，许多进行抽血的内分泌检查有明显的时间性。例如，糖尿病常常需要做糖耐量、空腹、餐后2小时的化验，这时要注意从前一天晚上8点后就不再进食，第二天一早不吃药、不打针，空腹抽血，然后喝医生规定的葡萄糖水或者进食，并且计算时间，在规定时间准时抽血。又如甲状腺疾病需要化验血液中的甲状腺激素，正在服甲状腺素药物的患者，应该在清晨空腹、没有服甲状腺素药物的情况下抽血，否则很容易出现血清甲状腺素水平过高的假象。再比如痛风、高脂血症的患者，如果要监测血液尿酸、三酰甘油等指标变化，不仅要做到空腹抽血，还要注意在抽血前2~3天内不要大鱼大肉，否则化验结果也会有误差。另外，如果要化验24小时的小便，要注意准确收集尿液。例如从早上7点开始收集，就需要在早上7点准时排空小便并计时，随后的24小时内的所有小便均应该收集保留，同时在次日早上7点再准时排空小便并收集起来。在进行一些特殊的24小时小便化验时，还要注意避免摄入人工色素。

　　总之，目前在各家医院的高峰时段，患者人数众多，面对这巨大的人流，患者和接诊的医生都会感到时间紧迫，就诊前的充分准备，可以更有效地利用就诊时间，解决问题，提高就诊效率。

上海市部分二、三级医院一览表

区	名　　称	地　　址	电　话	网　　址
宝山	复旦大学附属华山医院（北院）	陆翔路518号	66895999	http://www.huashan.org.cn
宝山	上海交通大学医学院附属第三人民医院	漠河路280号	56691101	http://www.bghospital.cn
虹口	上海中医药大学附属岳阳中西医结合医院	甘河路110号	65161782	http://www.yueyangyy.com
虹口	上海交通大学附属第一人民医院（北院）	海宁路100号	63240090	http://www.firsthospital.cn
黄浦	上海中医药大学附属曙光医院（西院）	普安路185号	53821650	http://www.sgyy.cn
黄浦	上海交通大学医学院附属瑞金医院	瑞金二路197号	64370045	http://www.rjh.com.cn
黄浦	上海交通大学医学院附属仁济医院（西院）	山东中路145号	58752345	http://www.renji.com
黄浦	上海交通大学医学院附属第九人民医院	制造局路639号	63138341	www.9hospital.com
黄浦	第二军医大学附属长征医院	凤阳路415号	81886999	http://www.shczyy.com
静安	复旦大学附属华山医院	乌鲁木齐中路12号	52889999	http://www.huashan.org.cn/

（续表）

区	名 称	地 址	电 话	网 址
静安	复旦大学附属华东医院	延安西路221号	62483180	http://www.huadonghospital.com
静安	上海市眼病防治中心	康定路380号	62717733	http://www.shsyf.com
浦东	同济大学附属东方医院	即墨路150号	38804518	http://www.easthospital.cn
浦东	上海中医药大学附属曙光医院（东院）	张衡路528号	53821650	http://www.sgyy.cn
浦东	上海交通大学医学院附属仁济医院（东院）	东方路1630号	58752345	http://www.renji.com
普陀	同济大学附属同济医院	新村路389号	56051080	http://www.tongjihospital.com.cn
普陀	上海中医药大学附属普陀医院	兰溪路164号	62572723	http://www.sptdch.cn
松江	上海交通大学附属第一人民医院（南院）	新松江路650号	63240090	http://www.firsthospital.cn
徐汇	上海中医药大学附属龙华医院	宛平南路725号	64385700	http://www.longhua.net
徐汇	上海交通大学附属第六人民医院	宜山路600号	64369181	http://www.6thhosp.com
徐汇	复旦大学附属中山医院	枫林路180号	64041990	http://www.zs-hospital.sh.cn/
徐汇	上海交通大学附属胸科医院	淮海西路241号	62821900	http://www.shxkyy.com

（续表）

区	名　称	地　址	电　话	网　址
徐汇	复旦大学附属眼耳鼻喉科医院	汾阳路83号	64377134	http://www.fdeent.org
徐汇	复旦大学附属肿瘤医院	东安路270号	64175590	http://www.shca.org.cn
杨浦	上海交通大学医学院附属新华医院	控江路1665号	25078999	http://www.xinhuamed.com.cn
杨浦	第二军医大学附属长海医院	长海路168号	31166666	http://www.chhospital.com.cn
闸北	上海中医药大学附属市中医医院	芷江中路274号	56639828	http://szy.sh.cn
闸北	同济大学附属第十人民医院	延长中路301号	66300588	http://www.shdsyy.com.cn
闵行	上海交通大学医学院附属仁济医院（南院）	江月路2000号	58752345	http://www.renji.com/
青浦	上海市青浦区中心医院	公园东路1158号	69719190	http://www.qphospital.com
奉贤	上海市奉贤区中心医院	南奉公路6600号	57420702	http://www.fengxianhosp.com
崇明	崇明县中心医院	南门路25号	59612701	
长宁	上海市皮肤病医院	武夷路196号	61833000	http://www.shskin.com
金山	复旦大学附属公共卫生临床中心	漕廊公路2901号	37990333	http://www.shaphc.org
金山	复旦大学附属金山医院	龙航路1508号	34189990	http://www.jinshanhos.org.cn

3.5　专家门诊预约方式

打开医联网主页（http://www.shdc.org.cn）→点击右上角"医联预约服务"→按预约挂号指南进行。

3.5.2 拨打电话95169进行预约（仅收取市话费）

预约时需要以下信息：患者姓名、身份证号码、手机号码，预约专家的姓名。复诊患者预约时还需提供医保卡或自费卡卡号。

备注：如果老人没有手机，需要家属提供手机，预约成功后就诊的相关信息以短信形式发送到手机上，凭短信挂号。

就诊时还需要携带以下物件：患者身份证、医保卡或就诊卡、预约时所提供的手机。

后 记

　　近年的流行病学研究表明，随着经济的发展，生活水平的提高，人类期望寿命延长，我国正在步入老龄化社会。老年人中内分泌代谢性疾病的发病率、患病率逐步上升，其临床特点独特，需要引起足够的关注。积极防治老年人的内分泌代谢性疾病，在老年人中普及相关疾病的医学知识，提高自我保健意识，做到"有病早治疗，无病早预防"是笔者编写本书的宗旨。

　　笔者在长期的临床工作中，常常遇到患者会提出许多与疾病相关的问题。因此本书以这些问题为基础，将问答形式作为主体，尽可能采用通俗的语言来描述、回答患者最关心的一些问题。并力求做到具有较好的科学性、知识性、趣味性和实用性，深入浅出，通俗易懂。由于笔者水平所限，恐有谬误之处，亦请读者指正。

　　在本书即将付型之际，感谢上海市教委、民盟上海市委、民盟上海申康医院发展中心委员会等领导的关心、指导，感谢科学出版社对本书的精心策划与校订，对所有参与本书出版工作的人员一并表示感谢！

吴艺捷

图书在版编目（CIP）数据

老年人内分泌疾病100问/上海市学习型社会建设与
终身教育促进委员会办公室. —2版. —北京：科学
出版社，2015.7
上海市老年教育普及教材
ISBN 978-7-03-044678-7

Ⅰ.①老… Ⅱ.①上… Ⅲ.①老年人—内分泌病—问
题解答 Ⅳ.①R58-44

中国版本图书馆CIP数据核字（2015）第124233号

老年人内分泌疾病100问
上海市学习型社会建设与终身教育促进委员会办公室
责任编辑/潘志坚 叶成杰

科 学 出 版 社 出版
北京东黄城根北街16号 邮编：100717
www.sciencep.com
上海锦佳印刷有限公司

开本 787×1092 1/16 印张 7 1/2 字数 90 000
2015年7月第二版第二次印刷

ISBN 978-7-03-044678-7
定价：26.00元